ポケット介護

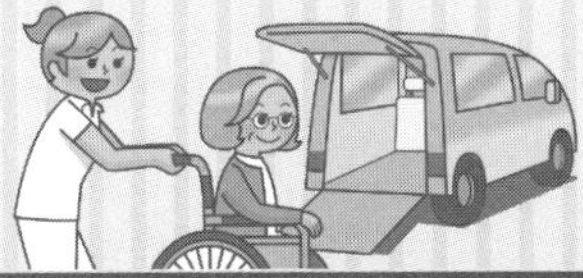

見てわかる
介護保険&サービス
上手な使い方教えます

杉山想子　結城康博
著

2024年度
制度・報酬
改定対応版

技術評論社

序章

「介護」のしくみが変わる！情報を得よう！

● 誰もが認知症になりうる

「最近、物忘れが目立つ」「お父さん、最近、同じことを何回も言うけど、もしかして認知症？」「自分は、絶対、認知症にはならない！」など、誰もが思い描く介護問題のひとつに認知症があります。特に、在宅で暮らす認知症高齢者にとって、大きな課題となるのが「徘徊」です。本人の安否確認などで家族がストレスを抱えることもあり、認知症の介護において「徘徊」問題は深刻です。

献身的に介護を続け、できる限り自宅で面倒を看ようと思っていても、「徘徊」問題が深刻化すれば、施設介護を真剣に考えざるを得ません。また、仕事と介護を両立しながら親の面倒を看ている家族が、やむなく介護のために仕事を辞めてしまう「介護離職」の経緯も、「徘徊」問題の深刻化が原因の場合も多いのです。このように「徘徊」問題が顕在化すると、生活全般が一変してしまいます。

● 対策として何をなすべきか

ならば対策として何をなすべきでしょうか。筆者の介護現場での経験から、次の３つの対策が重要だと言えます。

・早期受診

一度、認知症を患ってしまえば、一部の例外を除いて今の医療技術では治すことはできません。しかし、認知症の進行をかなり遅らせる薬が開発されています。したがって、「単なる物忘れだ！」「受診するのは嫌だ」と主張する高齢者を、いかに早期に受診させていくかが重要となります。

・施設での介護も選択肢に

家族介護の限界を感じることも重要です。徘徊が目立つ状態となれば、施設での介護という選択肢も躊躇せず考えていくべきです。施設に預けると「見放した」と感じる人も少なくありません。しかし、週３回程度、家族が施設を訪問し食事介助などで関わることも可能です。施設側も定期的に家族が来所して、食事介助してくれれば有難いはず。日本では施設に預けると「お別れ」といったイメージが根付いていますが、施設でも家族介護は継続できるのです。

・介護サービスの情報を得る

元気高齢者のうちに、食生活、運動、生活リズムを整えるといった認知症予防に取り組むと同時に、介護サービスの情報を得ておくことが重要です。急にサービスが必要となったときに、他人であるヘルパーを家に入れることを躊躇する高齢者も少なくありません。しかし、その危険性を理解し介護に対する意識を深めておけば、要介護者となったとしても抵抗感なく介護サービスを利用することができ、家族負担も軽減されます。元気なうちに「認知症になるかもしれない」「要介護状態になるかもしれない」ことを意識し、いわば「介活」に取り組んでいくことが重要なのです。

誰もが老化によって足腰が弱り身体能力も低下していき

ます。当然、認知能力といった機能も例外ではありません。個人差はあるものの「認知症」は、誰もが患う可能性がある病気であることを忘れてはならないのです。

● 特養待機者は場所を選べば「空き」があることも

認知症を患ったり、寝たきり状態の要介護者となれば、介護施設への入所を思い浮かべる人も多いのではないでしょうか。

介護施設の中で最も身近に認識されているのが「特別養護老人ホーム（特養）」で、全国的に待機者が多いと言われています。確かに、未だ待機者は都市部を中心に存在しています。原則、要介護３以上※でないと入所できなくなったとはいえ、申し込んでもすぐに入所できるわけではありません。

しかし、少し、交通が不便な地域などでは「空き」が生じはじめ、丹念に探すとすぐに入所できる施設もあります。また、特養には「多床室（相部屋）」「個室ユニット型」と大きく２種類あります。安価な「多床室」は人気が高いのですが、所得によって異なりますが一定の負担額を要する「個室ユニット型」は、都市部でも「空き」があります。多少の負担額を許容すれば、すぐに入所できる特養は身近に存在してきています。

● 要介護１・２の入所の場合

要介護１・２といった高齢者は、在宅介護が難しくなり介護施設に入所する場合、有料老人ホームや老人保健施設、サービス付き高齢者向け住宅といった特養以外の場所を選んでいるようです。これらの施設に入所し、状態が悪化して要介護３となってから特養に申し込む高齢者もいます。介護施設等は、入所したら長く生活せずとも、状態に応じ

※条件次第では要介護１もしくは２でも入所できることもあります。

て変えていくものと考えてみてはいかがでしょうか。

● 介護保険サービスを利用するために

介護施設における介護サービスにしろ、在宅介護におけるヘルパーサービスなどを利用するにしろ、まずは要介護認定申請をしなければなりません。介護保険制度では、介護保険証１枚を介護事業所へ持参したからといって、すぐに施設へ入所できたりヘルパーを頼んだりできるわけではありません。すぐに介護保険サービスは使えないのです。

高齢者が介護保険サービスを利用するには、市町村から「要支援者」もしくは「要介護者」と認定される必要があります。それにはまず役所に調査の申込みを行い、さまざまな調査を受けなければなりません。そして介護が必要と判断されて、やっとサービスが使えるようになるのです。

なお、申込みは役所だけでなく、後述の「地域包括支援センター」といった相談機関でも受け付けてくれます。

● 調査は本人だけでは？

要介護認定調査において「おじいちゃんが、調査員の人に、なんでも『できる！』と言って、軽く判定されてしまった」などと、雑誌やTV番組で見聞したことはないでしょうか？ 「普段は物忘れがひどいのに、調査時にはしっかりと言える。起き上がりも頑張ってしまって、本来なら要介護３ぐらいなのに、要介護１と判定され、保険が効くサービス量が減ってしまった」と嘆く娘さんもいます。

ご周知のように介護保険制度は、心身の状態の悪化度が軽い「要支援1・2」と、介護が必要な「要介護１～要介護5」の７段階に区分され、介護度が上がれば保険適用のサービス量が増えていきます。そのため重度の要介護者にとっては、軽く判定されるとサービス量が足りなってしまいます。

普段の状態が的確に認定結果に反映されるためには、できる限り調査の際に家族が同席することをおすすめします。親族が遠方に住んでいる場合でも、調査日には時間をとって、調査員の方に日頃の実態を申し述べるべきでしょう。

● 地域包括支援センターに行こう

介護保険サービスを利用するには、まず「地域包括支援センター」という在宅介護の拠点となる相談機関を忘れてはなりません。ここでは、高齢者の諸問題や介護案件などについて無料で対応してくれます。「介護が必要となった」「何か不安なことが生じた」「施設の選び方はどうすればよいか？」など些細なことでもなんでも相談にのってくれるので、気軽に活用してください。地域によっては「高齢者相談センター」「あんしんケアセンター」など、その自治体が独自の名称をつけていることも少なくありません。

なお、介護保険サービスに関すること以外にも、介護予防や認知症対応、金銭管理が難しいケースにおいては成年後見制度への橋渡し役など、各高齢者の問題に応じた支援も行ってくれます。

また、地域包括支援センターは「家族介護者の集い」を主宰するなど、地域の要としての役割も果たしています。同じ悩みを抱えた家族介護者同士が、「介護疲れの共有」「悩み事の分かち合い」「情報交換」などを行っており、日々の介護生活を送っている家族にとって大きなメリットが得られる機会になると思います。

● 介護は誰にでも降りかかることを知ろう

そもそも、自分の晩年に「医療・介護サービスが不可欠な時期も訪れる」といった認識を持つことも必要です。医療技術の進歩によって、人の「命」を延ばすことはできるようになりました。急に体調を崩し救急車で運ばれても、命だけは助かるケースが増えています。「自分は子供にも誰にも迷惑をかけずに、ピンピンコロリ（PPK）の人生を目指したい」と考えている人も多いでしょうが、「誰かの世話にならなければ、人生を全うできない」のです。少し粗い表現になりますが「人はなかなか死なず、認知症や要介護状態となって晩年を生きていく」のが現実なのです。

人間、年をとればとるほど頑固になり、人の言うことを聞かなかったり、受診をすすめられても断固として拒否したりします。要介護高齢者の中には「ヘルパーを家に入れたくない」「まだ自分で身の周りのことはできる！」と、介護サービスを拒むケースも少なくありません。

しかし、これからの高齢者にとって、介護について知っておくことはとても大切なことです。元気なうちに介護の情報を得て知識を身につけることで、誰もが介護が必要になる可能性があることを認識し、自分自身の問題としてとらえられるようになります。そうなれば周りの声に耳をかたむけやすくなり、介護サービスなどを抵抗なく受け入れることができ、家族の負担も軽減されるのです。

●「介活」してみては

「婚活」「就活」「妊活」など、「活」というキーワードを用いた語句が多くあります。人生の節目の備えが現代社会で話題となっているからでしょう。そこで、既述の「介活」という、「自分が介護に直面する」、もしくは「親の介護を担わなければならない」といったときの備えも人生の節目で欠かせません。誰もが「介護」に直面する危機は、「老老介護」「認知症」「介護離職」といったキーワードが世間を騒がしていることからも周知の事実となっているからです。

当然、高齢者本人もしくは娘や息子といった家族が、「介護」というリスクに備えるため、元気なうちから情報を得ていくことは重要でしょう。そして、介護を担うマンパワー確保も忘れてはなりません。誰もが認識している「介護人材不足問題」に一定の解決の兆しが見えなければ、安心して介護サービスを受けられないからです。その意味でも、高齢者や家族が介護に備える「介活」に積極的に取り組むことは、介護人材不足解消の１つの切り札になります。

●「介活６カ条」の提言

そこで高齢者および家族らが介護サービスを必要となることを想定して、知っておくべき「介活６カ条」を筆者から提案したいと思います。

1．要介護者になったら「支えられ上手」に！

要介護高齢者となったら、サービスを受けることを当たり前と考えず、「支えられ上手」になりたいものです。そのためにも、世話をしてもらう介護士らに「あいさつ」や「感謝のことば」を伝えるなどコミュニケーションに努め、「ホスピタリティ」を踏まえながら介護保険サービスを利用していくべきでしょう。

2．元気なうちから親子で「介護」について話す

介護の話題は、元気高齢者のうちから「70歳を過ぎたら、介護保険の手続き、認知症について勉強しよう！」と親子で話し合っておくことが重要です。要介護状態になってから、「どうしよう！」と相談し合っても、そこから情報を得るには時間がかかります。普段から話し合うことで自然と介護に関する知識が身につき、いざ必要となったときに慌てることがありません。

3. 介護サービスは「口コミ」が大事

身近に実際に介護保険サービスを利用している高齢者がいれば、普段からその状況を聞いておきたいもの。介護サービスの良し悪しは、利用している高齢者らがいちばん熟知しています。サービスを実際に利用している方の「口コミ」の情報は重要です。

4. 相談できる人や機関を確認しておこう！

介護が必要となったときに、すぐに相談できる人や機関を知っておくと便利です。例えば、元気高齢者のうちから関係機関と接することが可能な「介護予防教室」に通うこともおすすめです。原則、介護予防教室は地域包括支援センターや保健センターなどが関与しているため、専門職の方との関係が築け、いざ介護が必要となったときにすぐに相談できます。

5. かかりつけ医を持つこと

介護が必要となると、「かかりつけ医」がいるか否かで介護保険サービスの利用形態も違ってきます。要介護認定の申請には、必ず「かかりつけ医」の診断が必要ですし、普段から健康について相談できるお医者さんがいると、いざ介護が必要となったときにも事がスムーズに運びます。

6. 働けるうちはバイトでも！

やはり、介護が必要とならず元気で過ごすことが重要です。介護予防教室などに参加して心掛けることも重要ですが、バイトでも働けるなら持続することが最大の介護予防です。ボランティアで社会に参加することもいいかもしれません。ぜひ、介護にならないように働き続けましょう。

● 2024年4月から介護保険がリニューアル

2024年4月から介護保険制度が変わります。2021年4月時と比べると、少し制度変更がなされています。多少、自己負担額も変わっています。今回の本書の改訂で、確認してみてください。

本書は、一般の方や介護の仕事に就いたばかりの方を対象に、簡単に網羅的に介護サービスの知識や情報が得られることを意図して作成しました。「家族や親族が介護状態になって、どのように介護保険サービスを利用すればよいか？」「介護現場で働き始めて、先輩には聞けないけど、少し知識を得たい！」など、介護について勉強したい人は増えていると思います。本書では、サービスの使い方からその内容まで、イラストを交えて項目ごとに記載しています。知りたい部分から読むことで、簡単に介護の知識を身につけることができます。持ち運びしやすいコンパクトな作りですので、介護従事者の方がカバンの中に入れておいて、「少し専門用語を忘れてしまい、再確認したい」ときなどに活用いただくのもよいかもしれません。

超高齢化社会を迎えた現在、介護は誰でも関わることであり大きな課題となっています。しかし、少しの知識や情報を得るだけで労せずに済むこともあります。本書を活用いただければ幸いです。

2024年2月　結城康博

◆もくじ◆

序章

第1章 介護が必要になったら

第2章 ケアプラン作成からサービス利用まで

第3章 介護サービスの利用にかかる費用

第4章 介護のサービスを上手に使う

第5章 こんなときには

※本書は令和6年（2024年）2月現在の情報をもとに作成しています。本書発行後に法改正や報酬改定、消費税率変更などが行われる場合もあります。あらかじめご了承ください。

※「費用のめやす」など、本書では特に断りのない限り、利用者負担1割、単位数単価10円の例で計算しています。

第1章

介護が必要になったら

01 介護保険のサービスを利用するまでの流れ

介護保険のサービスを利用するには、まず、要介護認定を受け、介護が必要な状態であると認められなければなりません。サービス利用のための手続きを説明します。

❶ 相談

→ P.22

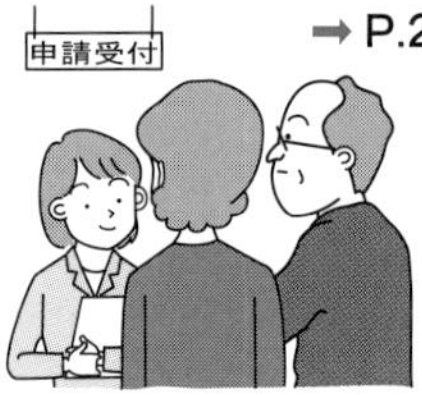

まず要介護認定の申請をしましょう。地域包括支援センターや市区町村の介護保険課の窓口で相談することができます。

❷ 申請

→ P.26

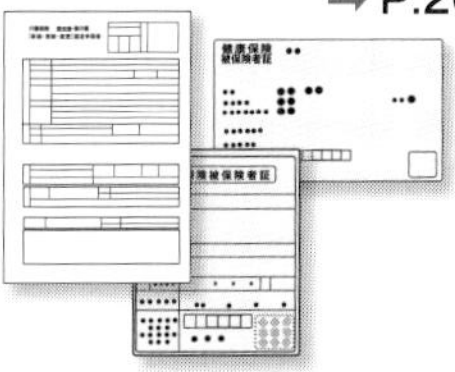

要介護認定の申請には、介護保険証と主治医の連絡先がわかるものを持参します。

地域包括支援センターや介護保険課で手続きします。

❸ 要支援・要介護認定

→ P.30

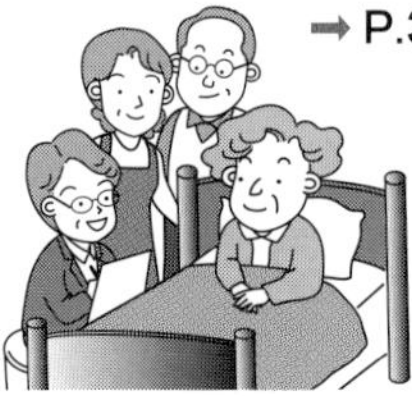

認定調査員が自宅で日ごろの生活のようすや体の調子を聞き取ります。

要介護度が決まると、自宅に要介護度が記載された保険証が届きます。

④ ケアマネジャーと契約

➡ P.40

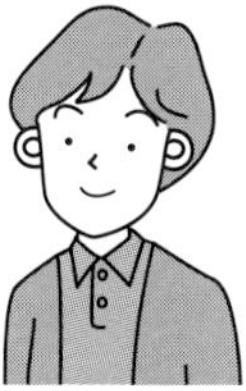

自分に合ったケアマネジャーを探しましょう。

ケアプランを依頼するには契約が必要です。

⑤ ケアプラン作成

➡ P.54

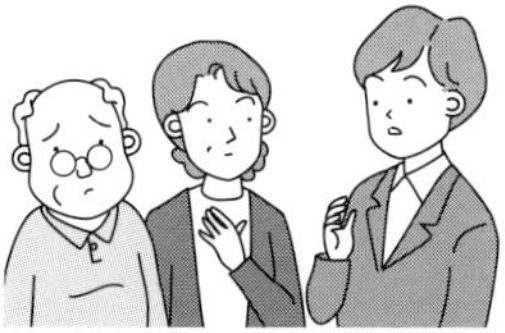

ケアマネジャーは利用者の生活上の困りごとを聞き取り、解決策を提案します。そのうえでサービスの種類や内容を記したケアプランを作成します。

⑥ サービス事業者と契約 サービスの利用開始

➡ P.66

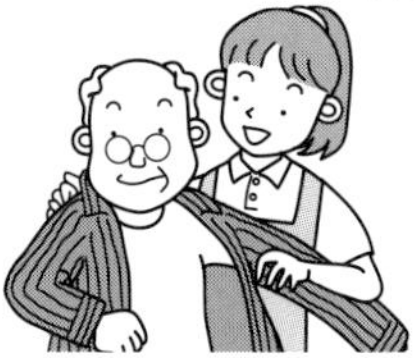

利用するサービス事業者と契約を交わします。サービス担当者会議を行い、サービス内容や方法などについて話し合いをし、いよいよサービス開始です。

02 そもそも介護保険とは

介護保険は、高齢者の介護を社会全体で支えることを目的として、2000（平成12）年からスタートした社会保険です。

ポイント 介護を社会で支えるしくみです

被保険者（40歳以上の全国民）からの保険料や税金を財源としています。利用者は、費用の1割から3割を負担することで、必要なサービスを受けることができます。

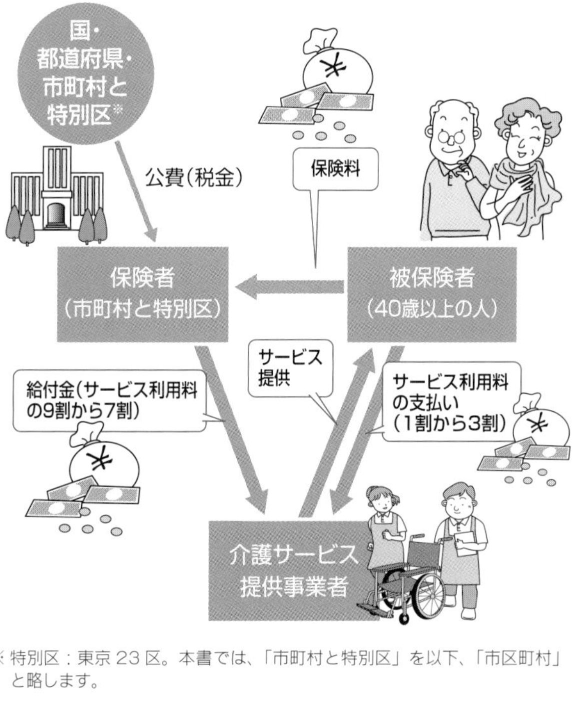

※特別区：東京23区。本書では、「市町村と特別区」を以下、「市区町村」と略します。

● 介護保険の財源は公費（税金）と保険料です

介護保険では必要な経費の50%が40歳以上の人（被保険者）の保険料で、残り50%が国や都道府県、市区町村が負担する公費でまかなわれます。

◉介護保険の財源は公費と保険料で半分ずつ

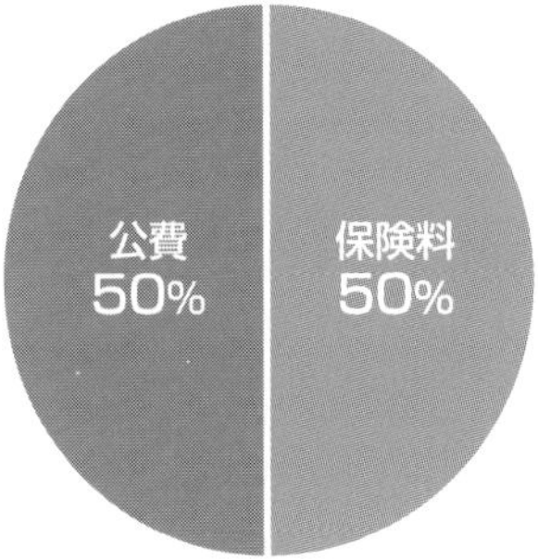

● 介護保険料を納めます

40歳になると、介護保険の被保険者となり、介護保険料を収める義務が生じます。年金を受給するまでは、医療保険に含まれるかたちで、毎月介護保険料を支払います。介護を受けるようになっても、介護保険料には支払いの義務があり、一生支払い続けなければなりません。

Check チェック 給付金が出るわけではありません

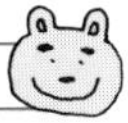

要介護認定を受けると、お金をもらえると思う人や、サービスを使わなければその分差額をもらえると思う人がいますが、使ったサービスの9割から7割が保険でまかなわれる（現物給付と呼ばれます）というルールです。民間の生命保険のように、給付金が出ることはありません。

03 誰が利用できるの？

65歳以上の人は誰でも、介護が必要な状態と認められれば、介護保険のサービスを利用することができます。また65歳未満でも、40歳以上かつ厚労省の認める疾病であれば、要介護認定を受けることができます。

ポイント 介護が必要な状態にある人が利用できます

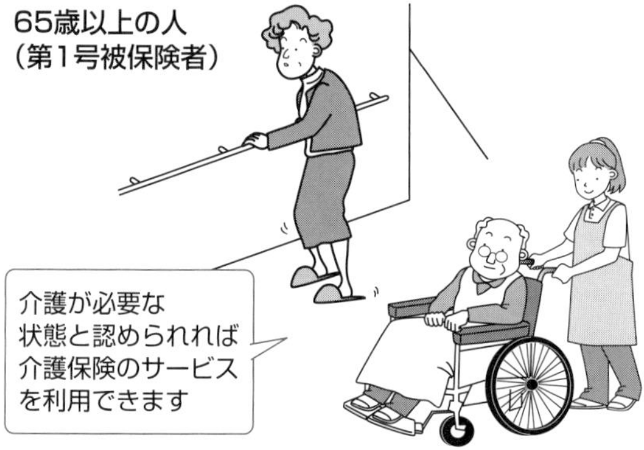

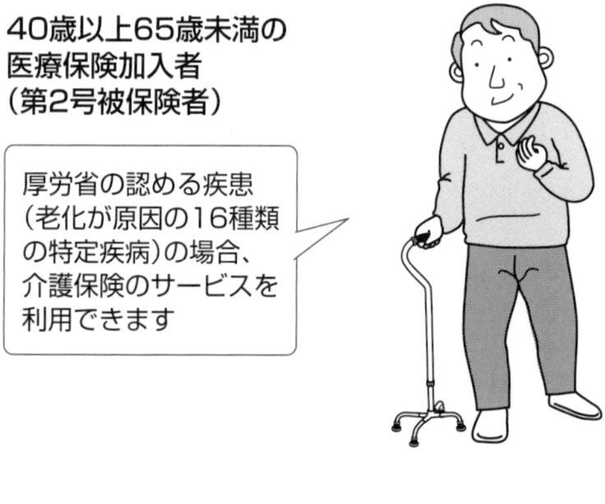

ポイント 年齢によって利用条件が変わります

● 65歳以上の人（第1号被保険者）

65歳以上であれば、要介護認定を申請することで、介護保険サービスを利用することができます。介護を要する状態となった疾病や原因については、特に要件はありません。

● 40歳から64歳までの医療保険加入者（第2号被保険者）

健康保険や国民健康保険に加入している40歳以上65歳未満の人のうち、以下の疾病であれば、要介護認定を受けることができます。

◉特定疾病（老化が原因で起こる疾病）

①	末期がん
②	筋萎縮性側索硬化症
③	後縦靭帯骨化症
④	骨折を伴う骨粗鬆症
⑤	多系統萎縮症
⑥	初老期における認知症
⑦	脊髄小脳変性症
⑧	脊柱管狭窄症
⑨	早老症
⑩	糖尿病性神経障害、 糖尿病性腎症および糖尿病性網膜症
⑪	脳血管疾患（外傷性を除く）
⑫	進行性核上性麻痺、 大脳皮質基底核変性症およびパーキンソン病
⑬	閉塞性動脈硬化症
⑭	関節リウマチ
⑮	慢性閉塞性肺疾患
⑯	両側の膝関節または 股関節に著しい変形を伴う変形性関節症

04 誰に、どこに相談したらいいの？

介護に関わる相談は、市区町村の介護保険課、地域包括支援センター、病院の医療相談室などで受け付けています。

ポイント 介護サービスの相談窓口

市区町村の介護保険課 ※1

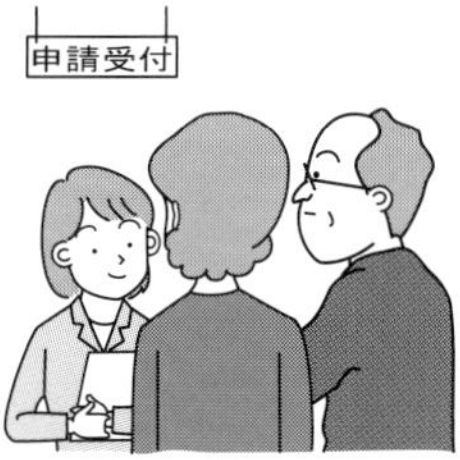

地域包括支援センター ※2

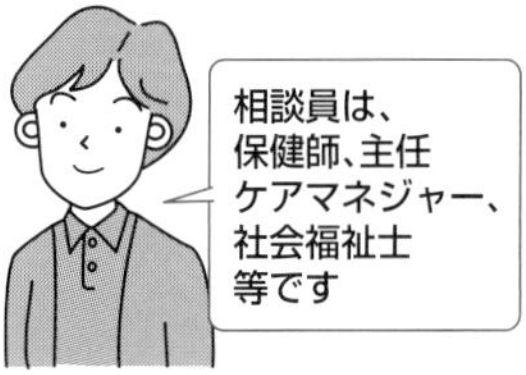

病院の医療相談室 ※3

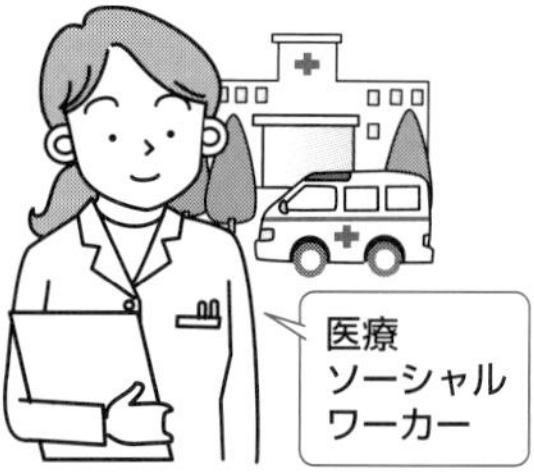

地域の民生委員など

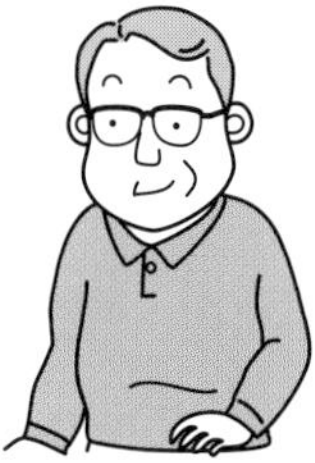

※１　地域により呼び名が異なることがあります（高齢介護課、介護福祉課など）。

※２　地域により呼び名が異なることがあります（高齢者相談センター、あんしんすこやかセンターなど）。

※３　病院により呼び名が異なることがあります（地域連携室、医療福祉相談室など）。

● 介護保険課

市区町村には介護保険に関する業務を行う介護保険課があります。介護全般に関わる相談や、手続きなどについて相談してみましょう。

● 地域包括支援センター

中学校区ごとに設置されている、高齢者のための相談窓口です。市区町村の窓口よりも自宅に近く、開所曜日や時間が役所より長いこともあり、身近な存在です。

地域包括支援センターには、主任ケアマネジャー、保健師、社会福祉士が配置されていますので、いろいろと相談に乗ってもらえます。

相談に行くことが難しい場合は、センターの職員に自宅に来てもらうこともできます。

● 病院の医療相談室

日頃かかっている病院や、入院先の病院に医療相談室があれば、そこで相談することもできます。

● 地域の民生委員

民生委員は地域の高齢者世帯の把握をしたり、相談に乗ったりする役割をもっています。地区の担当者がわかれば、その民生委員に相談してみるのもよいでしょう。

● 近隣の居宅介護支援事業所

直接自宅近くの居宅介護支援事業所へ連絡をし、ケアマネジャーに相談することも可能です。介護についての相談だけでなく、要介護認定申請の代行も頼むことができます。

05 要介護認定の申請窓口に行く

介護保険のサービスを利用するには、要介護認定を受けなければなりません。要介護認定の申請は、地域の地域包括支援センターや、市区町村の介護保険窓口で手続きをします。

ポイント 要介護認定か総合事業のサービスかを窓口で振り分けます

65歳以上の人（第１号被保険者）の場合は、要介護認定をすべきか、介護予防・日常生活支援総合事業（総合事業）のサービスにつなげるべきかを窓口で振り分けます。

まず、申請者の状態や利用希望サービスの聞き取りを行ったうえで、要介護度が軽いことが予測され、かつ利用希望が訪問介護やデイサービスのみの場合は、その場で「基本チェックリスト」を実施します。

明らかに要介護認定が必要な場合や、反対に軽度であると思われてもサービスの希望が訪問看護や福祉用具レンタルなどを含む場合は、要介護認定を受ける必要があります。

なお、第２号被保険者の場合は全員、要介護認定の対象となります。

memo 基本チェックリスト

基本チェックリストは、日ごろの暮らしぶりや身体状態から、要介護状態になる可能性を見つけ出し、予防に役立つサービスに結び付けることを目的としています。基本チェックリストに該当した人は、介護予防・生活支援サービス事業（訪問型・通所型他）が利用可能となります。非該当となった場合でも、市区町村で行っている一般介護予防事業（介護予防教室など）を利用できます。

◉基本チェックリスト（厚生労働省作成）の質問項目

No.	質問項目	
1	バスや電車で1人で外出していますか	日ごろの暮らしぶり（生活機能全般）について
2	日用品の買い物をしていますか	
3	預貯金の出し入れをしていますか	
4	友人の家を訪ねていますか	
5	家族や友人の相談にのっていますか	
6	階段を手すりや壁をつたわらずに昇っていますか	運動機能（体の動き）について
7	椅子に座った状態から何もつかまらずに立ち上がっていますか	
8	15分間位続けて歩いていますか	
9	この1年間に転んだことがありますか	
10	転倒に対する不安は大きいですか	
11	6ヶ月間で2〜3kg以上の体重減少はありましたか	口腔機能や栄養状態について
12	身長（　　cm）　体重（　　kg） （＊ BMI 18.5 未満なら該当） ＊BMI（=体重（kg）÷身長（m）÷身長（m））	
13	半年前に比べて堅いものが食べにくくなりましたか	
14	お茶や汁物等でむせることがありますか	
15	口の渇きが気になりますか	
16	週に1回以上は外出していますか	閉じこもりと認知症について
17	昨年と比べて外出の回数が減っていますか	
18	周りの人から「いつも同じ事を聞く」などの物忘れがあると言われますか	
19	自分で電話番号を調べて、電話をかけることをしていますか	
20	今日が何月何日かわからない時がありますか	
21	（ここ2週間）毎日の生活に充実感がない	精神面（うつ傾向や気分の落ち込みなど）
22	（ここ2週間）これまで楽しんでやれていたことが楽しめなくなった	
23	（ここ2週間）以前は楽にできていたことが今ではおっくうに感じられる	
24	（ここ2週間）自分が役に立つ人間だと思えない	
25	（ここ2週間）わけもなく疲れたような感じがする	

06 要介護・要支援認定の申請をする

要介護認定の申請手続きは本人以外の家族でも可能です。依頼するケアマネジャーが決まっている場合は、代行申請を頼むこともできます。

ポイント 要介護認定申請時に必要なもの

❶ 要介護認定申請書

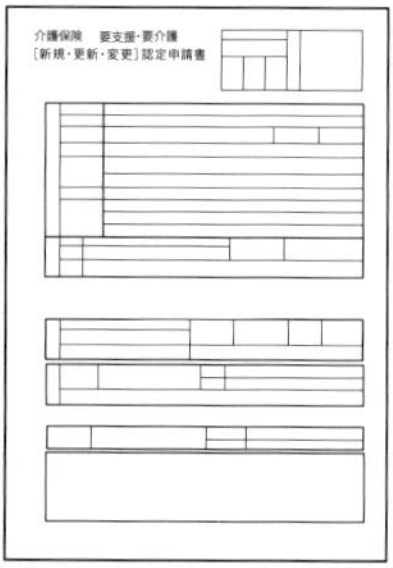

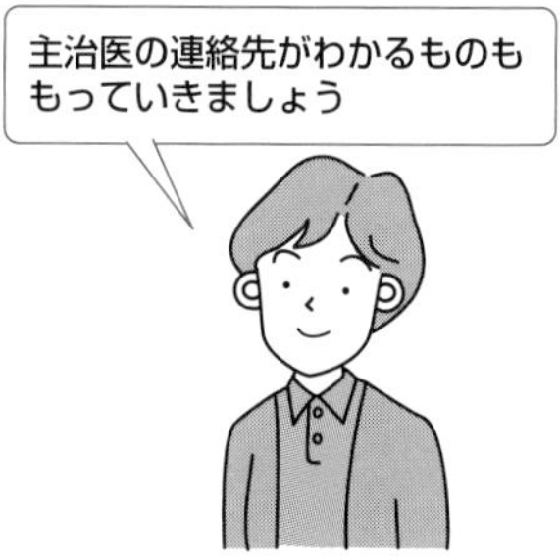

❷ 介護保険証または健康保険証

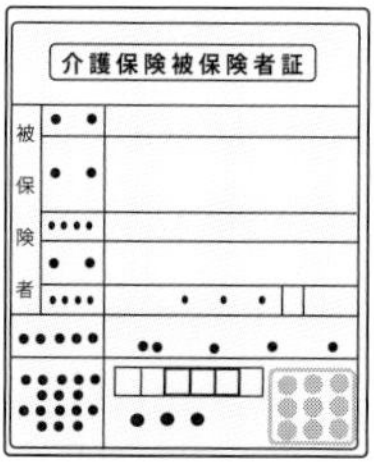

または

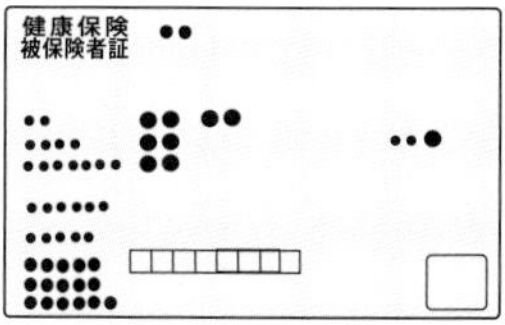

65歳以上

40〜64歳

● 要介護認定申請書

要介護認定申請書には、住所氏名などの本人の基本情報のほか、かかりつけ医の名前や住所、認定調査を受ける際の立会者の有無と連絡先などを記載します。

申請書は、市区町村の窓口や地域包括支援センターに行けば、すぐに入手できます。また、各保険者のホームページからダウンロードしても構いません。

申請書に自分で記載できない場合、地域包括支援センターやケアマネジャーに依頼することもできます。

● 介護保険証または健康保険証

介護保険証を提出します。介護保険証は65歳になると市区町村から送られてきます。保険証が見つからない場合は、住所・氏名・生年月日等の情報で申請できます。40歳から64歳の第２号被保険者の場合は、健康保険証が必要です。

また、主治医の氏名や病院の連絡先がわかるものをもっていくと、その場で書類に書き込むことができるので、手続きがスムーズに済みます。

Check チェック　介護保険証があるだけではサービスは受けられません

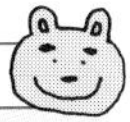

介護保険は、医療保険とは異なり、誰でも利用できるわけではありません。65歳になると、市区町村から保険証が送られてきますが、保険証があるだけでは介護サービスを利用することはできません。本人や家族などが要介護認定を申請し、要介護度が決定することで初めてサービスの利用が可能となります。

なお、初回の保険証をなくしてしまっても、役所の窓口で住所や生年月日などを申し出れば、申請できます。

ポイント 認定には主治医の意見書が必要です

要介護認定には主治医の意見書が必要となります。主治医に申請することをあらかじめ伝えておくとよいでしょう。

要介護認定を申請すると、保険者（市区町村）が主治医に直接書類を送付し、主治医意見書を依頼します。保険者によっては、申請者に意見書書類が送付（手渡し）され、申請者自身が主治医に持参する場合もあります。

意見書には、要介護に至った原因となる疾患名や現在の病状、また今後起こりうるリスクや必要と判断されるサービス名など、さまざまな情報が記載されます。

● 意見書の費用など

日頃定期的に受診をしていても、主治医は意見書に必要な項目のすべてを把握していないこともあります。その場合は改めて診察をすることになります。

主治医意見書の作成費用は全額保険者が支払いますので、申請者は負担する必要がありません。

Check チェック 介護にかかる時間と状態の両面で判断します

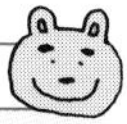

要介護度は、介護にかかる手間（時間）や認知症の状態、病状の不安定さなどから判定をします。

そのため一見似たような状態の人でも、認知症の有無や日常的な介護の必要性により、要介護度は異なります。

ご近所同士で要介護度を比べて「あの人はなんで私より介護度が重いの？」と文句を言う人がいますが、要介護認定はさまざまな要素で決まりますので、人と比べてもあまり意味はありません。

Check チェック 主治医の選び方には注意が必要！

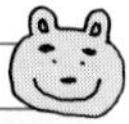

日頃から複数の診療科にかかっている人が、どの医師を「主治医」とするかで、要介護認定の結果に違いの出ることがあります。介護を必要とする原因となる病気やけがを診ている医師を主治医とすることが大切です。

「一番頻繁に通っているのは腰痛治療の整形外科だから、整形外科の医師を主治医にする」のは一見正しいようですが、サービスを受けたい人が認知症を患っているとしたらどうでしょう？　整形外科の先生が、その人の認知症について把握していれば問題ないのですが、そうでなければ主治医意見書には認知症について記載されません。

認知症専門医にかかっていない場合は、主治医意見書をお願いする医師に、家族から認知症の症状を伝えておきましょう。

07 要介護・要支援認定までどの位かかる？

認定調査（➡ P.32）と主治医意見書により、介護認定審査会で要介護度が決まります。

ポイント 申請から30日以内に判定します

原則は申請日から30日以内に判定されることとなっていますが、審査会の開催頻度や審査の集中、主治医意見書の遅れなどで、30日を超えることもあります。

◉要介護（要支援）認定の流れ

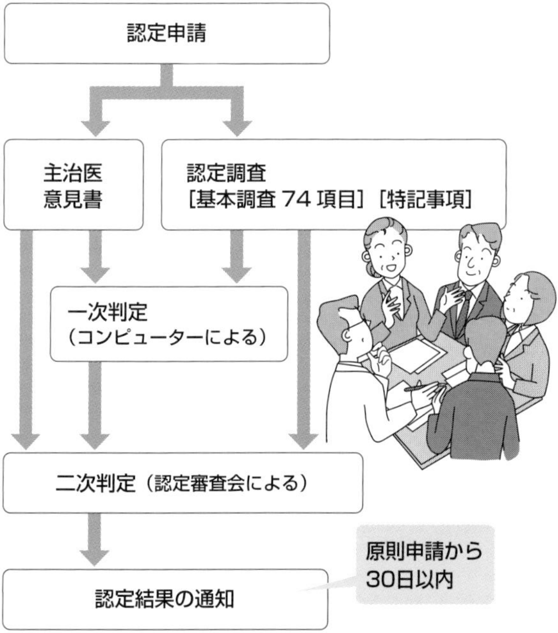

● 一次判定

認定調査で聞き取りをした74項目をコンピューターにかけて、全国統一基準による一次判定を行います。

● 二次判定

介護認定審査会（保健・医療・福祉の学識経験者等により構成）で、一次判定の結果に認定調査の特記事項や医師の意見書の記載事項を加味し、個々の事情や状態に即した要介護度の決定をします。

● 認定結果の通知

要介護認定の結果は郵送で通知され、市区町村から新しい介護保険証が届きます。初めて要介護認定を受ける場合は、保険証のほかに、介護保険の利用方法の説明や、ケアマネジャーの事業所のリストが同封されることが多いようです。

● 認定有効期間について

認定の有効期間は、半年から最長4年間までとさまざまです。認定審査会の判断で決まりますが、状態の安定が見られる人ほど長い傾向があります。

Check チェック　申請日からサービスを使えます

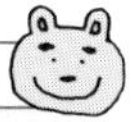

介護保険のサービスは申請日から、要介護度の予測を立てて利用できますが、認定結果が予想と違っていた場合、介護保険外のサービスとなったり、自費での支払いが発生することがあるので、注意が必要です。また、年末年始やお盆の時期は審査会開催が少なくなり、要介護認定が遅れることがあります。認定結果を早く知りたい場合は、できるだけ早く申請しましょう。なお、更新申請は、要介護認定の有効期限の60日前から手続きできます。

08 認定調査はどのように行われる？

認定調査では、自宅に認定調査員が訪問し、心身の状態や日常の生活のようすを聞き取ります。

ポイント 身体機能から社会生活まで調査します

質問項目は74項目あり、体の動きや食事、排泄《はいせつ》、精神状態など多岐に渡り、分類ごとに細かく質問が用意されています。調査員の指示で実際に体を動かすような項目もありますし、日頃の生活状況を聞き取る項目もあります。

たとえば、以下のような質問があります。

- 「椅子に座って、片足を床に水平に上げてください」という質問で、下肢《かし》の筋力の状態を測ります。
- 3つの品物（ペン、携帯電話、ハンカチなど何でも）を見せて記憶してもらい、何分後かに思い出せるかどうかで短期記憶の能力を確認します。
- 「お手洗いにはひとりで行かれますか？」「用を足すときには衣服の脱ぎ着はできますか？」「用を足した後の始末はできますか？」などと、排泄について、ひとりでできているのか、誰かの手を借りているのかなど確認します。

● 認定調査の調査項目

①身体機能（起居・歩行・視力聴力など）

②生活機能（食事摂取・排泄・入浴・更衣など）

③認知機能（認知症・徘徊《はいかい》など）

④精神・行動障害（認知症の周辺症状）

⑤社会生活（金銭管理や買い物、人付き合いなど）
⑥医療行為（点滴や経管栄養など）

● 認定調査～自宅編～

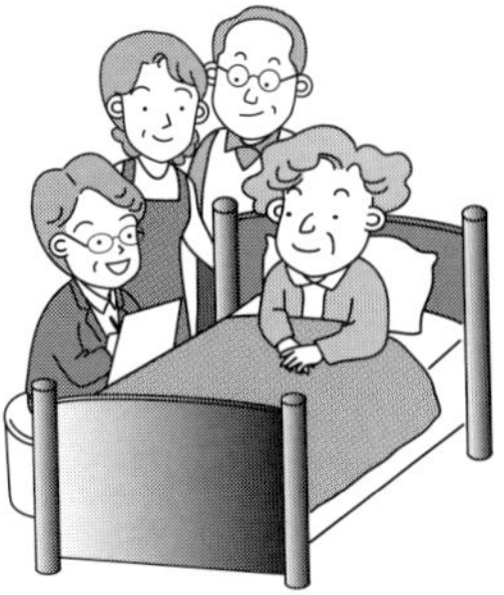

認定調査員の質問に対して、利用者本人が良いところを見せようとして「できます」と言ってしまいがちですが、できないことや困っていることはありのままに伝えましょう。

また、日頃のようすを知っている家族が同席し、どのような介護や手助けをしているかを伝えることも大切です。

Check チェック　ありのままの状態で要介護認定を受けましょう

要介護度を重くしようとして、演技をする人がいます。

日頃は自分で出かけるぐらい元気なのに、調査員の前では布団に入って動けないふりをするのは、微笑ましくもありますが、そもそもルール違反です。

具合が悪くなったときのために要介護度を重くしておきたいという気持ちはわかりますが、そのような場合は区分変更申請ができます。区分変更申請をすると、申請した日から新たな要介護度が適用されるしくみになっていますので、ありのままの状態で要介護認定を受けるようにしましょう。サービスによっては、要介護度が重いほど自己負担額が上がるものもありますので、要介護度が重いことはよいことばかりでもありません。

● 認定調査～入院編～

入院を機に、体の状態が変わったり、医療処置が必要になったりしていることがあります。

そのようなときは、看護師に立会いを依頼し、調査員への説明をしてもらってもいいでしょう。

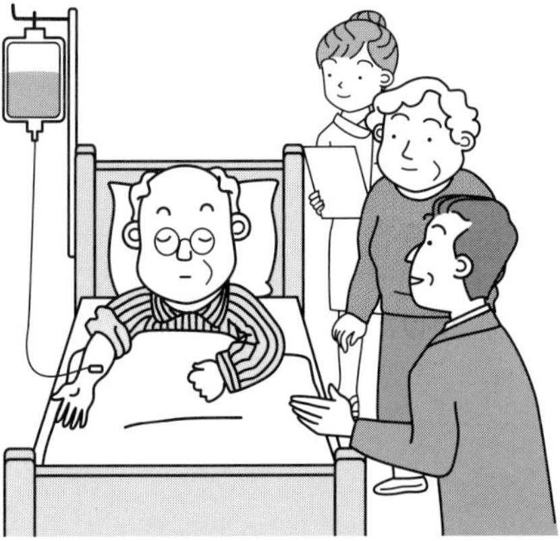

memo

区分変更申請

要介護認定を受けたのち、転倒したり体調を崩したりして、体の動きが悪くなったり介護をより多く必要とする状態となったときは、いつでも区分（要介護度）の変更を申し出ることができます。これを区分変更申請といいます。

変更の申請をすると、再度認定調査が行われ、認定審査会で要介護度を見直します。

Check チェック 認定結果に不服があるときは

認定結果に不服がある場合は、都道府県に設置された介護保険審査会に申し立てることができます。

不服申し立ては認定結果の通知を受けてから90日以内に書面で行うこととなっています。

実際に要介護者の調査をし直すわけではなく、市区町村が行った行政処分の審査をするしくみですので、申し立て通り要介護認定の結果が取り消されても、改めて認定調査を受けることになり、非常に時間がかかります。

そのため、不服とした要介護認定の開始日に区分変更申請を出し、改めて認定調査を受け直すという手段を取ることが一般的です。

この場合、その前に受けた認定調査をケアマネジャーと振り返ってみて、現状をきちんと伝えられるように準備することが大切です。

特に認知症については要介護度に影響することがありますので、日頃の症状や家族が困っていることをメモしておくなど工夫してみましょう。

memo 署名や押印のルールが変更

介護保険サービスを利用するには、すべてのサービス事業所と契約を交わしたり、計画書等の書類に変更のつど署名捺印をしたりする必要があります。

利用者の利便性とサービス事業者の負担軽減を目的に、今後は電子署名や捺印が認められることになりました。

署名捺印の代わりの方法はいろいろあるようですが、インターネットやスマートフォンの扱いに慣れていない高齢者にとっては、戸惑うことになりそうです。

09 要介護度により利用できるサービスの金額が異なる

要介護度により、利用可能なサービスの金額が決まっています(区分支給限度基準額)。ただし、住宅改修費(20万円)や福祉用具購入費(年10万円)などは一律の金額です。市区町村の特別給付も要介護度には左右されません。

ポイント 要介護度のめやすと区分支給限度基準額

※ 利用者負担は、1割かつ単位数単価10円で計算した例。

● 要支援1

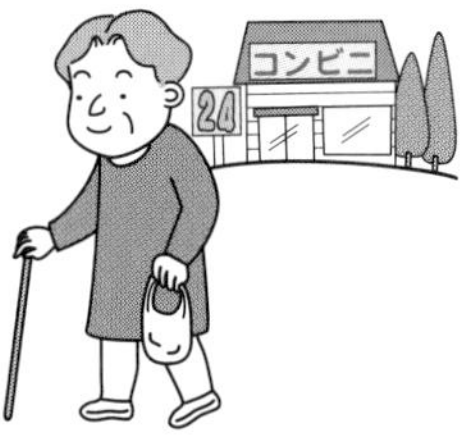

身の回りのことや日常生活は大体自立していますが、家事の一部に支援が必要です。

月 50,320円
(利用者負担　月 5,032円)

● 要支援2

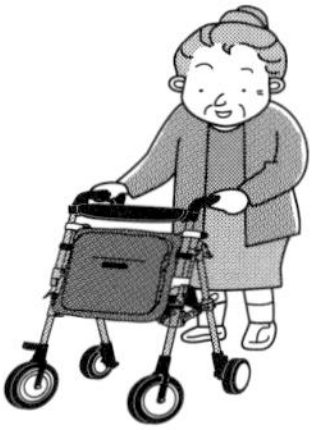

身の回りのことはほぼ自立していますが、家事の一部や動作に支援が必要です。

月 105,310円
(利用者負担　月 10,531円)

● 要介護1

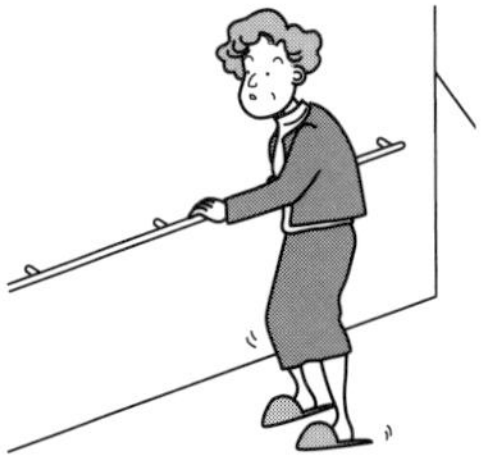

自宅内での生活はほぼ自立していますが、ひとりでの外出が難しくなってきます。

月 167,650円
(利用者負担　月 16,765円)

● 要介護2

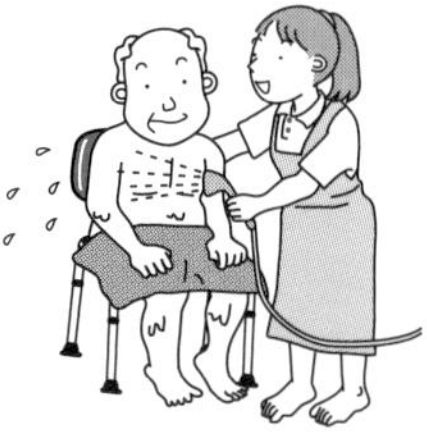

自宅内での身の回りのことにも介助が必要になってきます。家事の大半に支援が必要です。

㊊ 197,050円
（利用者負担　㊊ 19,705円）

● 要介護3

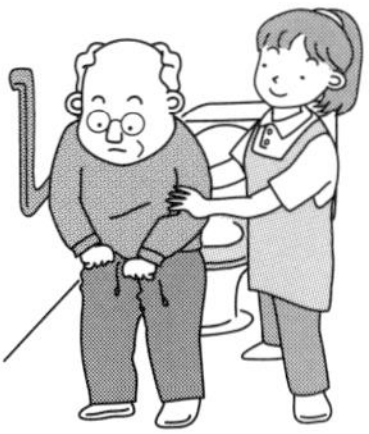

歩行や排泄《はいせつ》などに頻回《ひんかい》な支援が必要になってきます。おむつの給付を受けたり、特養の入所が可能となったりする状態です。

㊊ 270,480円
（利用者負担　㊊ 27,048円）

● 要介護4

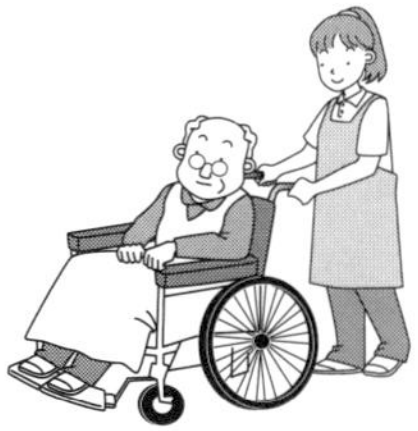

寝たきりではありませんが、家事および生活全般に支援や介護が必要な状態です。

㊊ 309,380円
（利用者負担　㊊ 30,938円）

● 要介護5

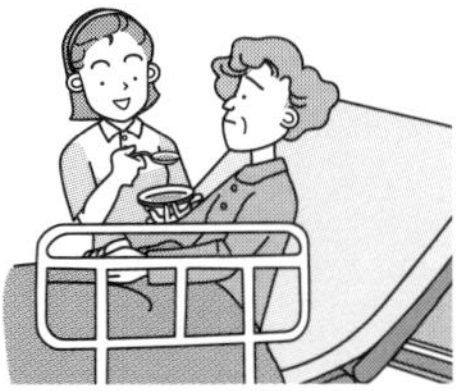

ほぼ終日ベッドで過ごし、全面的な介護が必要な状態です。寝たきりと称されることもあります。

㊊ 362,170円
（利用者負担　㊊ 36,217円）

※ これらの状態はひとつのめやすです。必ずしもすべての人に当てはまるわけではありません。区分支給限度基準額に加え、住宅改修費＋福祉用具購入費、市区町村独自の給付が利用できます。

10 要介護度で利用できるサービスも異なる

要介護度ごとに利用できるサービスが決まっています。要介護の人は介護給付、要支援の人は予防給付が利用できます。重度の人ほどサービスの種類が多くなっていきます。

ポイント 要介護度と利用できるサービス

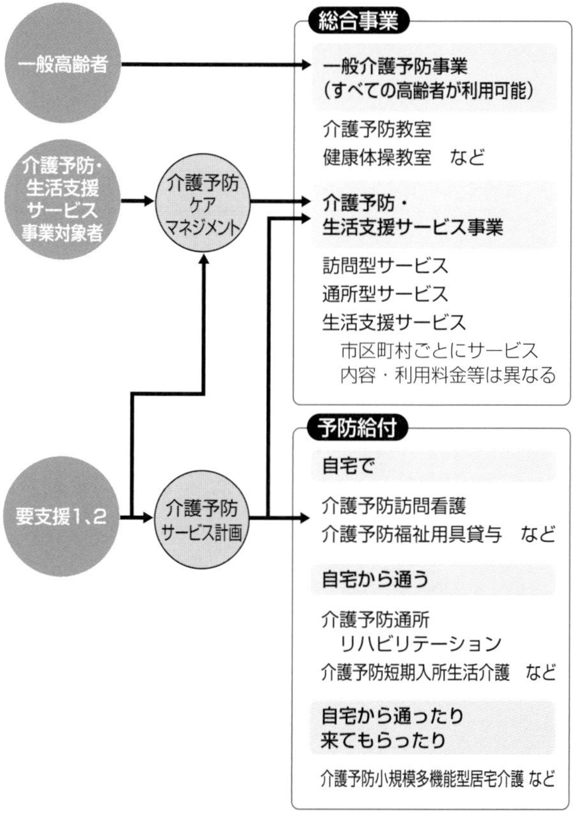

要介護1～5 → 居宅サービス計画 または 施設サービス計画 →

介護給付

自宅で

訪問介護
訪問看護
定期巡回・随時対応型
　訪問介護看護　など

自宅から通う

通所介護
短期入所生活介護　など

自宅から通ったり
来てもらったり

小規模多機能型居宅介護
看護小規模多機能型居宅介護 など

入所(入居)する

認知症対応型共同生活介護
介護老人福祉施設
（特別養護老人ホーム）
介護老人保健施設
介護医療院　など

Check チェック　総合事業と予防給付はどう違うの？

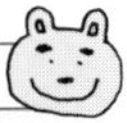

　予防給付は介護給付と同様に、国の定めたサービス基準で行う要支援者向けのサービスです。
　総合事業（介護予防・日常生活支援総合事業）は事業指定権者が市区町村となり、独自の基準や料金でサービス提供をするもので、訪問介護や通所介護が対象です。

※ 本書では、イメージしやすいように提供される場所でサービスを分類しています。介護保険上の分類については、P.196 を参照してください。

11 ケアマネジャーと契約

介護保険では、さまざまな専門職の力を合わせてひとつのチームをつくり、役割分担をしてサービスに臨んでいます。チームをつくり、動かしていくのが、ケアマネジャーです。

ポイント 介護を支援する専門職、ケアマネジャー

ケアマネジャーとは正式名称を「介護支援専門員」といい、介護保険を利用する際のアドバイスや手続きの代行、サービス事業者や関係機関との連絡調整を担います。利用者の状態を把握し、生活全般の困りごとを解決するためのケアプランを作成したり、サービス利用の手配や各事業者との連絡調整を行います。

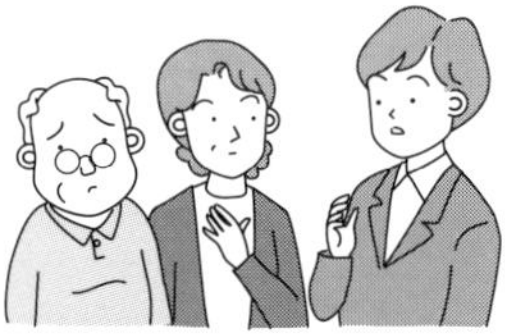

・介護保険利用のアドバイス
・要介護認定など手続きの代行
・介護保険施設への入所相談

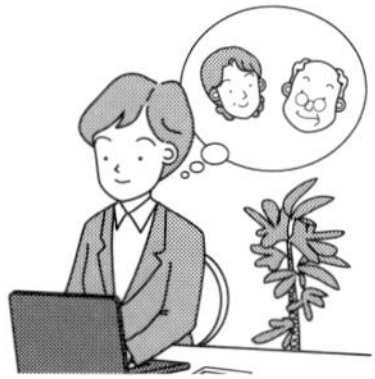

・ケアプランの作成
・必要に応じたケアプランや要介護状態区分の見直し

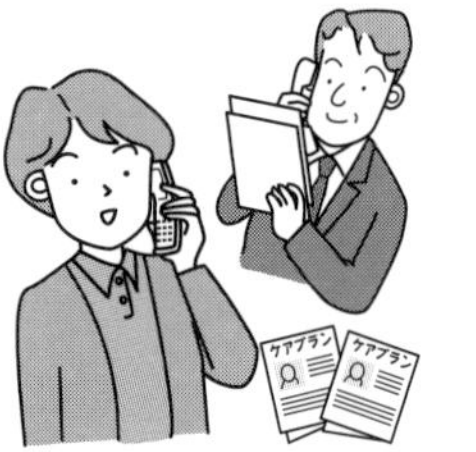

・介護サービス事業者や関係機関との連絡調整

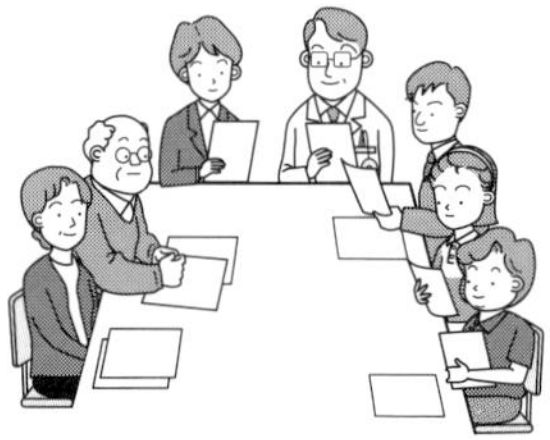

・サービス担当者会議の開催・調整

●介護サービスのコーディネーターです

ケアマネジャーは、介護が必要となった人の生活上の困りごとを聞き取り、解決するための方法や、サービスの利用などの提案をします。

介護保険のサービスだけでなく、地域独自のサービスや医療保険サービスや障害福祉サービスなどを適切に組み合わせて介護計画（ケアプラン）をつくります。

すべてのサービスが、ケアプランに基づいて行われるので、ケアマネジャーは非常に重要な役割を担っています。サービス利用開始後も、利用者の状態に変化がないか、サービスがきちんと行われているか等を確認し、必要に応じサービスの変更や追加、方法や回数等の見直しを行います。

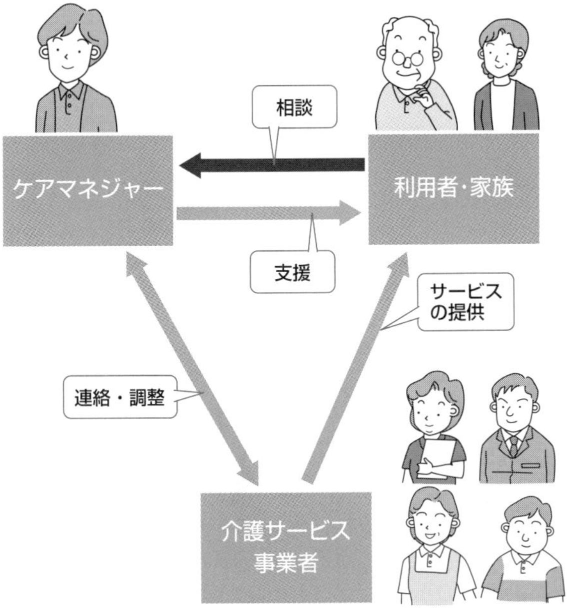

ポイント ケアマネジャーを探す

● どこにいるの？

居宅介護支援事業所や特別養護老人ホーム、介護老人保健施設で勤務をしているケアマネジャーが大多数です。

ケアマネジャーの所属している事業所のリストは、市区町村の介護保険課で入手できます。インターネットで、各都道府県が運営している「介護サービス情報公表センター」や地域ごとの介護保険情報を集めたサイトも参考になります。

● ケアマネジャーはいないといけないの？

必ずしもケアマネジャーを頼まなくてはならないということはありません。利用者自身や家族がケアプランを作成することも、介護保険法で認められています。

ただ、「介護保険自体のルールがよくわからない」「複雑だ」「時間や手間がかかる」などの理由で、実際に自分でケアプランをつくっている人はあまりいないようです。また、自己作成をすると、役所の事務負担が増えるという理由で、あまり快く受け入れない自治体もあるようです。

● どうやって探せばいいの？

市区町村窓口で、どこのケアマネジャーがよいか紹介してくれることはほとんどありません。市区町村の介護保険課にある事業所リストから、自分で選んで電話をかけて相談するのが一般的です。

地域包括支援センターに相談すると、もう少し具体的な事業所やケアマネジャーを教えてくれたり、紹介してくれたりすることが多いようです。近所の人や身内の担当ケアマネジャーを紹介してもらうのも、安心感の面で好まれます。

● ケアマネジャーを頼むといくらかかるの？

要介護認定を受けている場合、利用者の負担はありません。要介護度により、ケアマネジャーの報酬額は異なります。また、事業所の体制や業務の内容に応じた加算もありますが、いずれも利用者の負担とはなりません。

ポイント ケアマネジャーを選ぶポイント

● 医療的な処置や配慮が必要な場合

看護師資格をもつケアマネジャーや訪問看護ステーションに併設された事業所のケアマネジャーを選ぶことが多いようです。

● 介護に関するキーパーソンが就労している場合

土日や祝日、夜間に対応してくれるところが安心です。24時間体制で、常に連絡が取れる事業所もあります。

● デイサービスやショートステイなど、
同じ施設でのサービスを希望する場合

施設に併設された事業所のケアマネジャーを希望する方がいます。同じ施設内なら連絡が行き届きやすく、またサービス予約がしやすいとの考えからです。ただし、予約に関しては、施設の考え方によるので、必ずしも優先的に希望の日程が確保できるという保証はありません。

● 話をよく聞いてくれるか

ケアマネジャーの仕事は、利用者の話をよく聞き、そのうえで専門家として適切なアドバイスしたり、わかりにくい介護保険制度についての説明をするといったことです。

ていねいに説明してくれるかどうか、利用者の気持ちを受け止めてくれるかなども、大事なポイントです。
　スピードも求められる仕事です。頼んだことが1か月も2か月もそのままということでは困ってしまいます。

ポイント　ケアマネジャーが決まったあとで

● ケアマネジャーは変更できます

　ケアマネジャーは介護保険を利用する際、一番利用者にとって身近な存在です。病気のことや体のこと、家族関係や人にはあまり知られたくないことなども伝える必要があるわけですから、どうしても「合わない」とか「信頼できない」という場合は、担当者を変更することができます。同じ事業所内の他のケアマネジャーでもよいですし、他の事業所に変えることも可能です。最初からぴったり合ったケアマネジャーに出会える人ばかりではありませんので、変更できることを覚えておくとよいでしょう。

● 契約時には、きちんと書類を読みましょう

　仕事を頼みたいケアマネジャーが決まったら、ケアマネジャーの事業所との契約を交わします。
　契約時に示される書類には、事業所の法人や事業の体制、人員構成や業務の内容等が記載された「重要事項説明書」とその内容を踏まえた「契約書」とがあります。利用者と事業者双方にとって大切なことが記載されていますので、面倒でもきちんと内容を読みましょう。
　特にケアマネジャーは業務上、利用者の個人情報を取り扱うので、個人情報の取り扱いについても、確認しておくことが大切です。

12 介護はチームで
――介護に関わるさまざまな専門職

介護はさまざまな専門職がチームを組んで行います。実際にサービスを提供するチームメンバーについて、専門性や業務内容をご紹介します。

● 訪問介護員（ホームヘルパー）または施設の介護職員

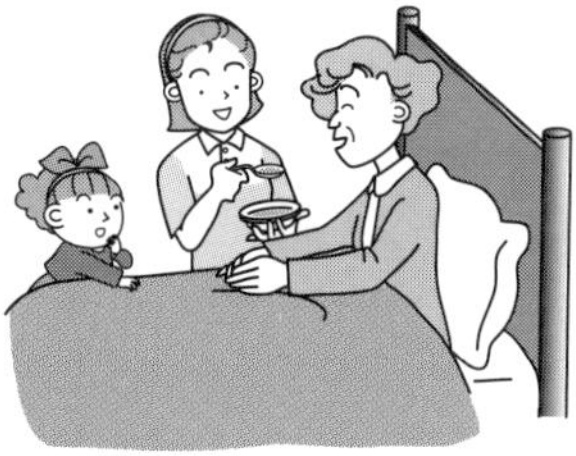

利用者宅へ出向いて身の回りの世話（食事介助や排泄《はいせつ》介助、入浴介助や保清《ほせい》全般など）をしたり、家事（買い物、調理、洗濯、掃除など）をしたりして生活を支えます。

この仕事に就くには、介護職員初任者研修（旧ホームヘルパー２級相当）を修了している必要があります。

もちろん介護職員実務者研修（旧ホームヘルパー１級相当）修了者や介護福祉士も多くこの業務に携わっています。また訪問介護員という言葉は使いませんが、特養や老健などでも同様の役割を果たす職種があります。

訪問介護員は原則として医療行為をすることができませんが、痰の吸引や経管栄養に関しては、喀痰《かくたん》吸引等研修を受講することにより携わることができるようになりました。しかし要件を満たすことが難しいという理由から、実施できるのはごく一部の事業者のみです。

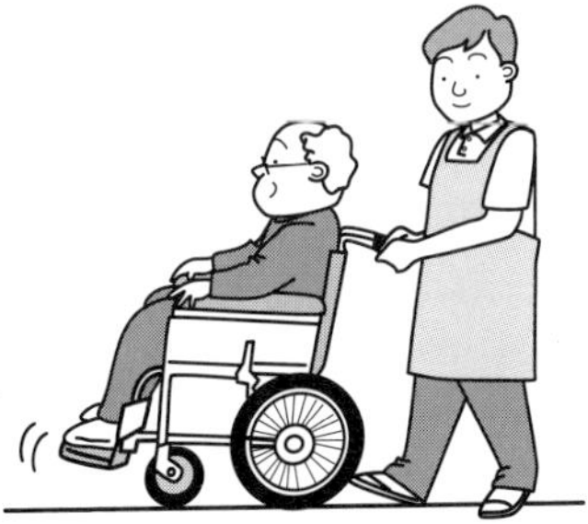

● サービス提供責任者

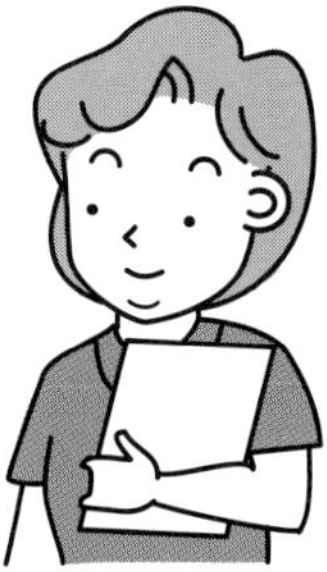

　訪問介護事業所に必ず置かなければならない職種です。ケアプランに基づいた訪問介護計画書の作成やヘルパーの指導・育成・管理や、利用者や家族、ケアマネジャーとの連絡調整がおもな業務です。利用者宅でサービスを行うこともあります。この業務に就くには、介護福祉士や介護職員実務者研修修了者、介護職員基礎研修修了者、看護師や保健師、旧ホームヘルパー１級取得者などであることが必要です。

● 看護師

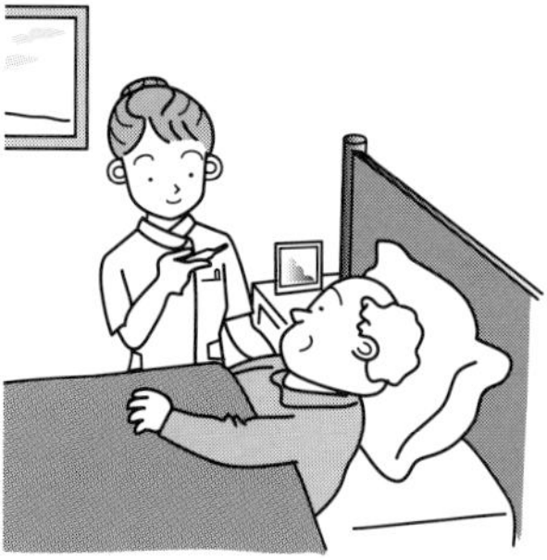

　医師の補助や、病気やけがの患者のケアを行います。

　血圧・体温・脈などのバイタルサインの測定、注射・点滴・採血などの医療行為のほか、入浴の介助やベッドメイキングなど身の回りの世話をします。利用者や家族からの相談に乗ったり、アドバイスをしたりします。医師との連携も重要です。

　病院や訪問看護ステーションが代表的な職場ですが、訪問入浴やデイサービスのほか、特別養護老人ホームや介護老人保健施設などの施設にも配置されています。

● 医師・歯科医師

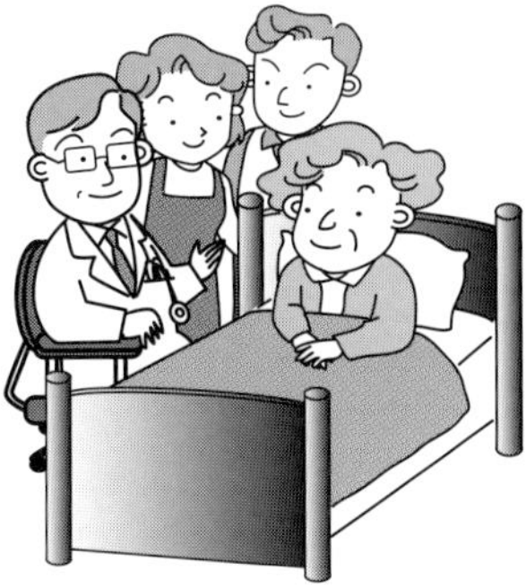

　病院での治療投薬のほか、訪問診療を行い患者の自宅で定期的な診療をし、健康管理をします。訪問看護師へ指示を出して、日常的な医療的ケアを継続したり、病状の安定を図ったりもします。要介護認定のための意見書作成や、施設入所時の健康診断書作成なども行います。

● メディカルソーシャルワーカー（MSW）

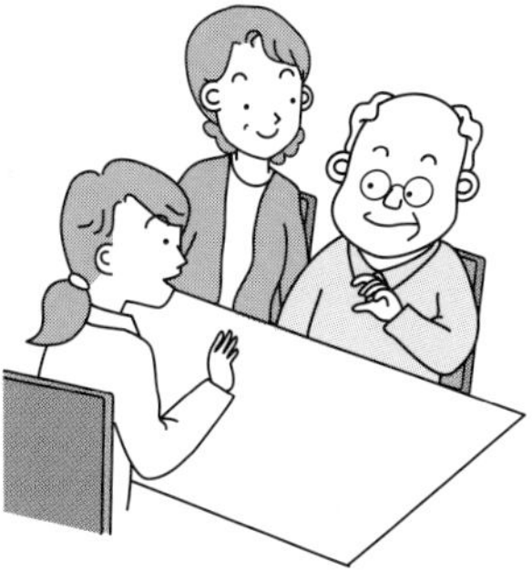

　入院設備のある病院で、患者からのさまざまな相談に乗ります。転院や施設入所、金銭的な問題等、内容は多岐に渡ります。

　特に退院後の生活に不安がある場合や、高齢で介護が必要となった場合は、要介護認定の手続きや介護サービスの手配なども手伝ってくれます。退院支援看護師と業務を分担している病院もあります。

● 福祉用具専門相談員

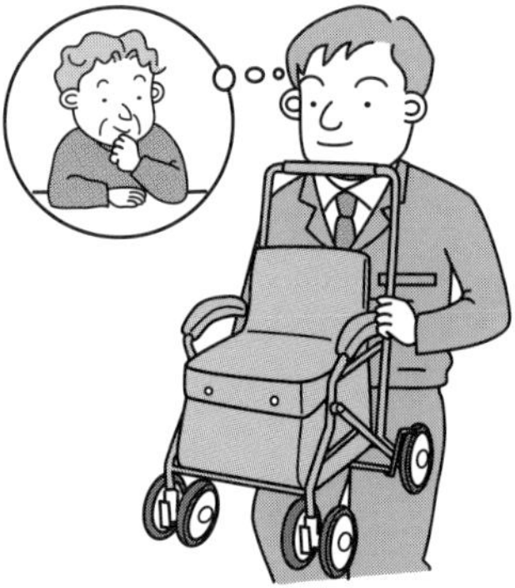

福祉用具貸与・販売事業者に配置が義務付けられている職種です。福祉用具専門相談員指定講習を受けて初めてこの仕事に就くことができます。

利用者の身体の状態や病状などに合った福祉用具を選定しフィッティングや設置をします。定期的なメンテナンスや身体状況の変化に応じた用具の入れ替えなども大切な業務です。

● 理学療法士（Physical Therapist：PT）

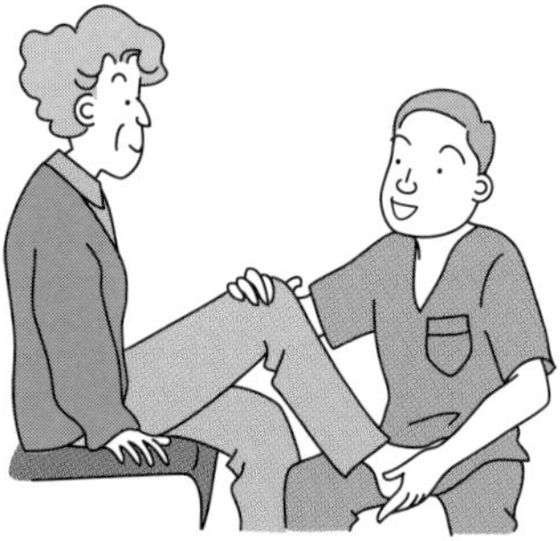

けがや病気などで身体機能に不自由が生じた人に、立つ・座る・歩くといった基本的な動作ができるよう、機能の回復を目的としたリハビリを行います。関節の動きをよくするための運動や日常生活動作の訓練なども指導・サポートします。

以前は入院患者や外来患者を対象にすることが多かった職種ですが、現在はデイケアや介護老人保健施設、訪問看護ステーションなど、活動の場が広がってきています。

● 作業療法士（Occupational Therapist：OT）

理学療法士が基本的な動作ができるよう指導するのに対し、作業療法士は利用者の日常生活に即した動作（調理、着替え、入浴など）ができるように指導・サポートします。活動の場は、理学療法士とほぼ同じです。

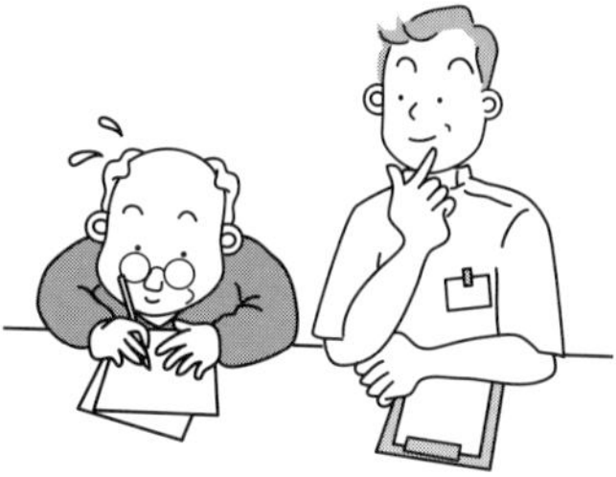

● 言語聴覚士
（Speech-language-hearing Therapist：ST）

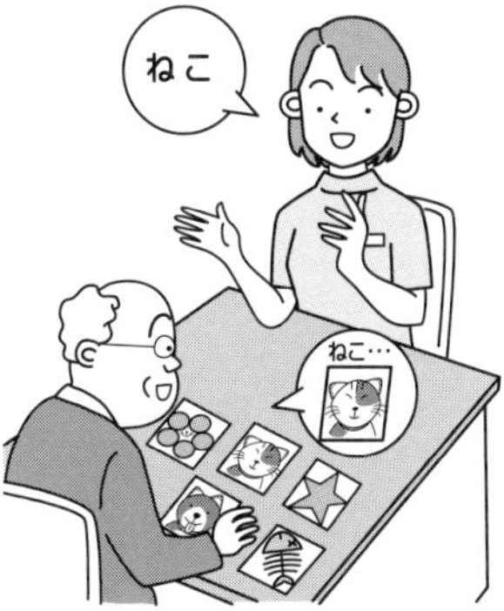

言語聴覚士は、脳梗塞等の後遺症で言葉がうまく話せなくなった人や、麻痺などの理由で食べ物の飲み込みが悪くなった人のリハビリを支援します。

病院の施設、訪問看護ステーションがおもな活動場所です。

管理栄養士

病人や高齢者などの療養に必要な栄養の指導や実際の食事を管理し、食生活の改善を図る仕事です。ほとんどの管理栄養士が、病院や施設で給食管理や入院（入所）患者の支援に携わっており、家庭に訪問（居宅療養管理指導）する在宅訪問管理栄養士はまだ非常に少数です。

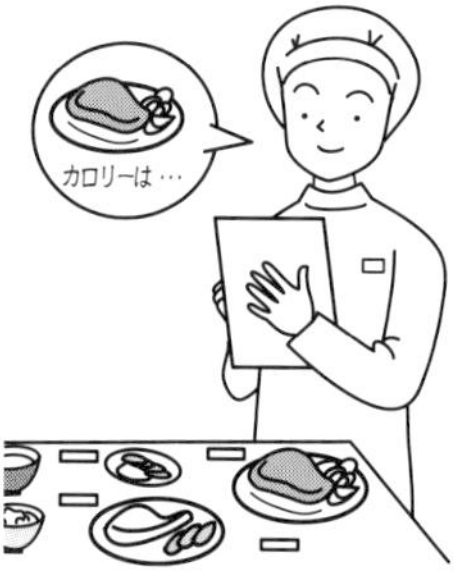

薬剤師

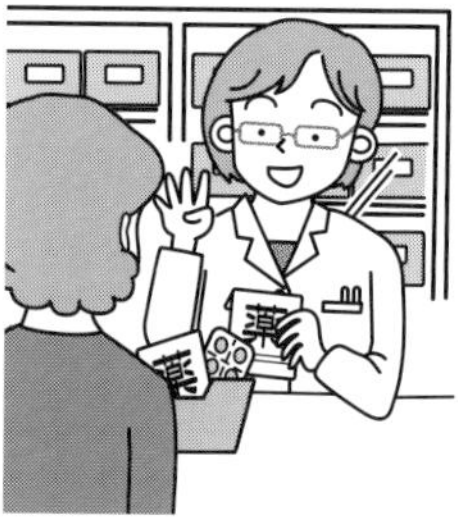

医師の出す処方箋に従って調剤をするのがおもな仕事です。高齢者が薬をきちんと飲めるように、飲む日時ごとに薬をまとめて一包化するのも大事な業務です。利用者の自宅を訪問し、薬の管理や飲み方の指導　（居宅療養管理指導）をすることもありますが、いずれも医師の指示が必要です。

歯科衛生士

おもな業務は診療の補助と、予防処置です。予防処置では、歯や歯肉《しにく》の点検と歯石《しせき》の除去をします。歯科医師の指示で、利用者の自宅に定期的に訪問して、口腔《こうくう》ケアの方法について、指導や観察をする業務（居宅療養管理指導）も行います。

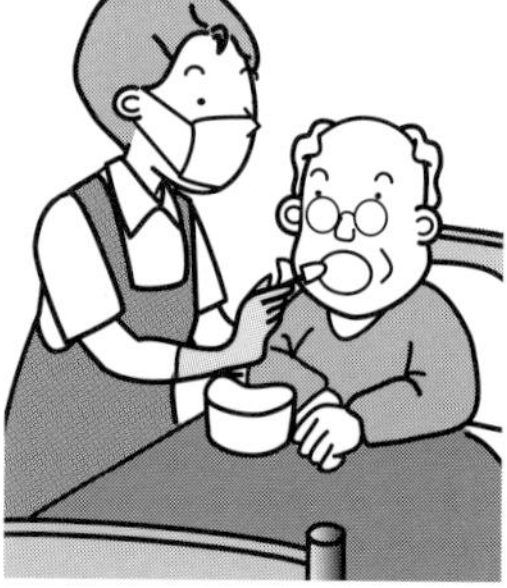

第2章

ケアプラン作成から サービス利用まで

13 ケアプラン作成からサービス利用までの流れ

サービス開始前にケアマネジャーが行う業務（ケアプラン作成・サービス担当者会議開催）は非常に重要で、これをしなければサービスの利用はできないことになっています。

❶ アセスメント（情報収集と課題分析）

ケアマネジャーが利用者と家族から生活上の困りごとや希望を聞き取ります

❷ ケアプラン（原案）作成

利用者が適切なサービスを受けられるよう、サービス事業者と連絡調整し、ケアプランの原案をつくります

❸ 話し合い（サービス担当者会議）

ケアマネジャー、利用者と家族、サービス事業者とでケアプランの原案を検討し、詰めていきます

❹ ケアプラン決定

利用者や家族の承認を受け、ケアプランが完成します

❺ サービス事業者と契約

利用者はサービスを行う事業者すべてと契約します

❻ サービス利用開始

ケアプランに基づき、サービス利用を開始します

❼ モニタリング

ケアマネジャーが月1回以上利用者を訪問し、サービスの状況を確認・調整します

利用者の心身状況や家族環境などが変わったら

14 困りごとや希望をケアマネジャーに伝える
——情報収集と課題分析

利用者や家族とケアマネジャーが面談し、現在の生活上の困りごとやこうなりたいという希望を聞き取ります。

ポイント 希望や意見を具体的に伝えましょう

アセスメント（課題分析）の際には、利用者自身が希望や意見をきちんと伝えることが大切です。

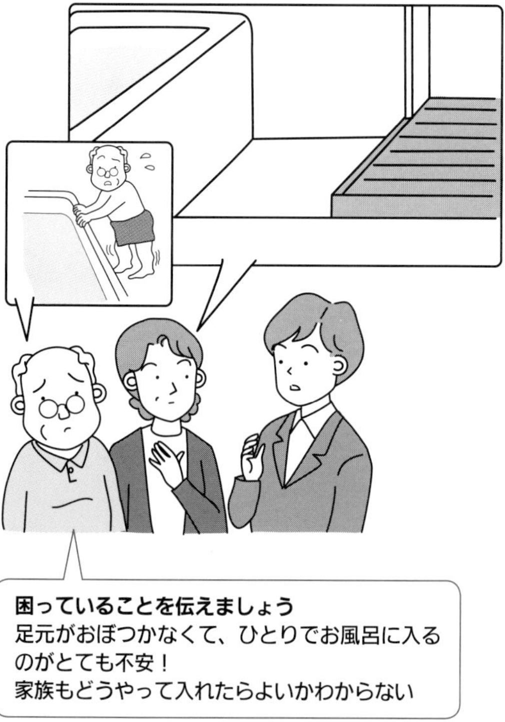

● ケアマネジャーに伝えるポイント

ケアマネジャーは本人・家族の意見や日常生活上の問題点を把握したうえでケアプランを作成しています。ケアプランに沿ってサービスは提供されますので、ケアマネジャーに日常生活で何に困っているかをしっかり伝えましょう。

家族の状況やサービスに使える予算なども重要な情報です。

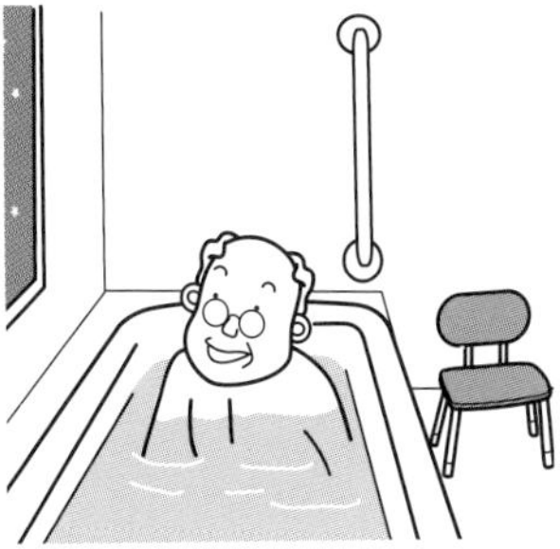

希望を伝えましょう

- 自宅で入りたい
- 自分で入れるようになりたい
- 家族が小柄なので支えてもらうのは不安
- 週に2回は入りたい
- できるだけ夕方に入りたい
- 介護に来るのは同性がいい
- 他の家族のためにあまり家に手を加えたくない
- なるべく安くしたい
- 1か月〇〇円までには抑えたい

わからないことは聞きましょう

- どんな人が来てくれるの?
- どんな風に介護してもらえるの?
- 何か自宅で用意するものはあるの?

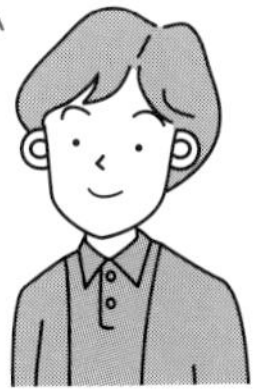

15 ケアマネジャーがケアプラン（原案）を作成

利用者や家族とのやり取りにより、ケアプラン原案（＝たたき台）をつくり上げていくのですが、必ずしも利用者の意見がサービスに直結するということではありません。

ポイント 基本は「できないことをサービスで補う」

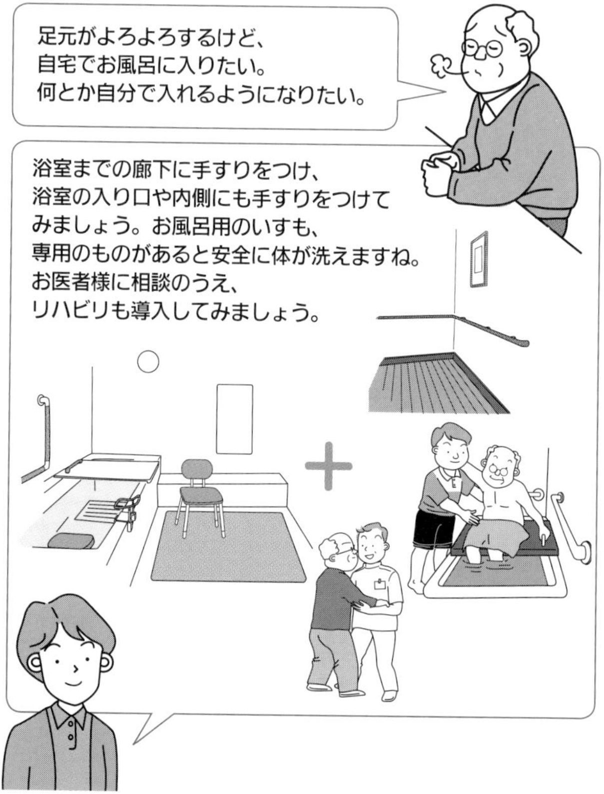

ああしたい、こうしたいという希望がすべてサービスとして提供されるのではなく、ケアマネジャーは専門職として、介護サービスの必要性を見立てる作業をします。「楽そうだから電動ベッドを使う」とか、「ご近所でヘルパーを頼んでいるからうちにも」という理由ではサービスは使えません。

また、ヘルパーに入浴の介助さえしてもらえればいいという希望があっても、ケアマネジャーはただヘルパーの手配をするのではありません。入浴介助と一口で言っても、利用者自身ができることとできないこと、サービス利用がふさわしい部分などをきちんと検討していきます。

● 予防的なサービスも提案します

利用者自身が自覚している問題（ひとりで風呂に入るのが不安）だけではなく、今後の病気や体調の変化の見通しを立て、健康な状態を保っていかれるよう、予防的なサービスも提案していきます。

● 決めるのは利用者本人と家族です

ケアマネジャーに決定権はなく、あくまで提案をする立場ですので、利用する人自身や家族がどのサービスをどのように利用するかを決めることになります。

memo **ケアプラン**

ケアプランとは、正式には「居宅サービス計画書」といい、介護の目的や内容・方法・回数・時間についてわかりやすくまとめたものです。これをもとに介護サービスが提供されます。

ポイント 内容をきちんと読んで、わからないことは聞きましょう

ケアマネジャーが作成した原案が、利用者の考えや希望と合っていない場合は、作成し直さなければなりません。内容をきちんと読んで意見を言うべきです。ケアプランはケアマネジャーのものではなく、利用者自身のものですから。

● ケアプラン原案の確認ポイント

- 自分が希望しているサービス種類、内容、回数になっているか？
- どのサービス事業者が何をするのか、はっきりわかるか？
- 専門用語ではなく、わかりやすい言葉で書かれているか？

● ケアプラン原案の内容がよくわからないときは

「お風呂に入りたいと頼んでいるのに、どう関係があるのかわからないサービスが入っている」「そもそも書類の見方がわからない」「何を書いてあるのかよくわからない」などのときは、「わからない」と伝えましょう。

たとえば、利用者の意見を記載する箇所がありますが、ケアマネジャーの書いた表現が利用者の使わないような言葉になっているかもしれません。本人は「もう入院はこりごりだ」と言ったのに、「健康を維持して、自宅での生活を継続したい」とケアマネジャーが書いた場合、内容は間違ってはいませんが、本人自身の考えや意見が正確に伝わらないかもしれません。

サービスをする事業者が読んで、それに沿った介護をするためのものがケアプランですから、利用者自身が納得できるものであることが必要です。

Check チェック 家族がケアプランを考えることはできるの？

家族だけでなく、利用者本人がケアプランを作成することも可能です。

一般的に「セルフケアプラン」「自己作成プラン」と呼ばれますが、ケアプランの作成、事業者との連絡、毎月のサービス提供票の作成などを自分でします。給付管理と呼ばれる介護事業者への支払いに関する事務は、保険者（市区町村）が行います。

自己プランを希望する場合は、まず保険者へ相談に行って、手続き方法や書類等について説明を受けましょう。

memo 居宅介護支援（介護予防支援）

居宅介護支援とは、ケアマネジャーによるアセスメント、ケアプラン作成、事業者との連絡調整、ケアプランの見直し、相談援助などの一連の業務を指します。

居宅介護支援の費用は、利用者の要介護度により、月額が２段階に設定されています（予防は別の設定）。

現在は利用者の負担はありませんが、将来的に他のサービス同様、負担が生じる可能性も検討されています。

16 サービス事業者を選ぶ

サービス担当者会議には、各サービスを行うサービス事業者を呼ばなければなりません。そのため、サービス担当者会議の前にサービス事業者を決める必要があります。

ポイント 選ぶのは利用者と家族です

利用サービスが決まると、ケアマネジャーはどのような事業者があるか、費用がいくらぐらいかかるかなどの説明をします。事業者を決めるのも利用者や家族の役割です。

● どの事業者を選んでよいかよくわからないとき

初めて介護サービスを利用する場合は、どの事業者を選ぶべきか迷うことでしょう。

そのようなときには近隣で介護サービスを受けている人に聞くのもいいでしょうし、地域包括支援センターに尋ねてみるのもいいでしょう。ただご近所の方からは主観的な意見しか聞けないこともありますし、地域包括支援センターはあまり特定の事業者を勧めることを良しとしない可能性もあります。

やはりサービス事業者について情報をもっている、ケアマネジャーによく話を聞くことが一番ではないでしょうか。ただ、ケアマネジャーが自分の所属している会社しか紹介しないこともありますので、そのときには「他の事業者についても情報がほしい」と伝えましょう。

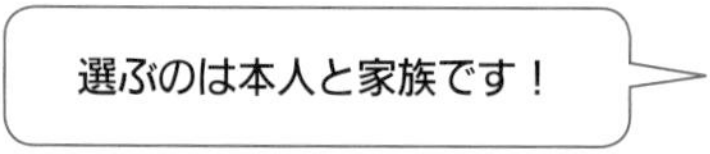

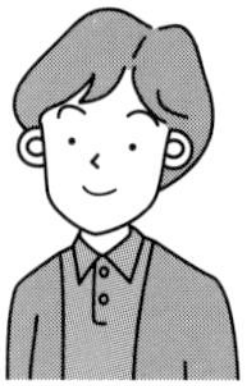

● 介護サービス情報公表センター

都道府県ごとに、介護サービス情報公表センターという機関があり、そこで全事業者のさまざまな情報を集約・公表しています。

この情報はホームページ（介護サービス情報公表システム➡P.62）で誰でも見ることができます。どんな事業所があるかのめやすにはなりますが、事業所の規模や職員数、職員への教育体制、苦情事故への体制などが主で、実際に提供しているサービスの内容や評価とは少し異なっていますので、この情報だけでサービス利用の可否を決めるのは難しいかもしれません。

● 第三者評価制度

情報公表制度と似たようなしくみで「第三者評価制度」というものもあります。

こちらは情報公表制度とは異なり、事業者が任意で第三者評価機関の評価を受け、サービスの質の向上を目指すものです。この情報も原則公表されますので、第三者評価を受けていることで、その事業者の意識を図ることができるでしょう。

● 事業者が決まったら

事業者が決まると、ケアマネジャーはそれぞれに対し業務を割り当てたり、介護内容や目的を説明したり、サービス開始に関わるさまざまな手続きを行います。

Column　介護サービス情報公表システム（https://www.kaigokensaku.mhlw.go.jp/）

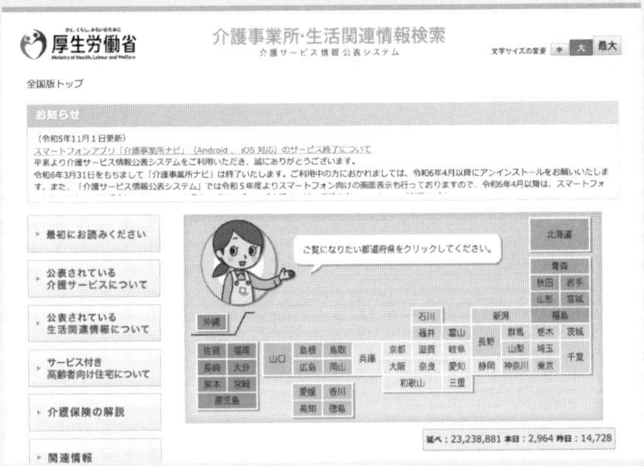

出典：厚生労働省ホームページ

各都道府県の介護事業所生活関連情報を検索できます（例は神奈川県）。

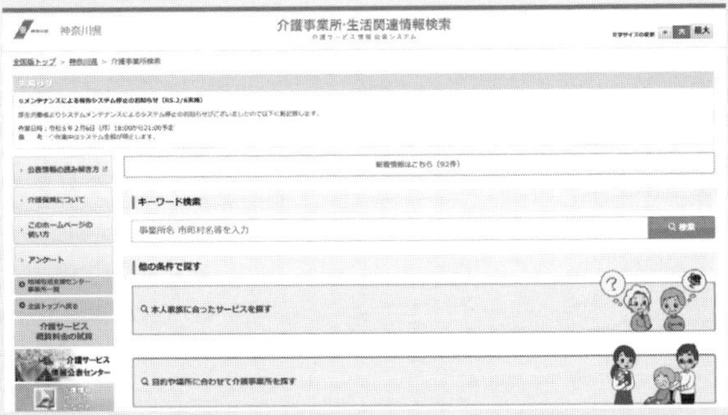

出典：神奈川県ホームページ

このほか、各市区町村が独自に行っている生活支援サービス、在宅医療を行っている施設、地域包括支援センターの所在地なども検索できます。

17 話し合い(サービス担当者会議)でケアプラン決定

サービスを依頼する事業者が決まると、ケアマネジャーが事業者に招集をかけ、サービス担当者会議を開催します。

ポイント 利用者本人や家族も出席します

サービス担当者会議の開催場所は利用者の自宅が主となりますが、都合により病院や地域包括支援センター、ケアマネジャーの事業所などで行うこともあります。いずれの場合でも、利用者本人や家族が出席することが大切です。

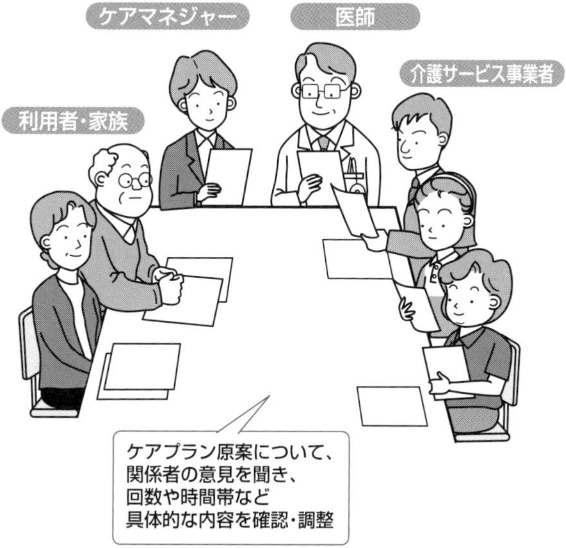

● サービスの担当者から意見を聞きます

　サービス担当者会議では、あらかじめケアマネジャーと相談して作成したケアプラン（原案）をもとに、実際にサービスを実施する担当者から意見の聴取をします。

● 利用者も意見や希望を述べます

　サービス担当者会議は、サービスの目的やケアの方法、回数、時間帯などを確認・共有していくための大事な会議です。専門家の会議とはいっても、あくまで利用者が主役ですので、希望や意見はこの場でどんどん話してください。

● 正式なケアプランができます

　サービス担当者会議により、サービス内容が確定すると、原案が正式なケアプラン（本案）となります。

　正式なケアプランをケアマネジャーからすべての事業者に交付することで、サービス開始となります。

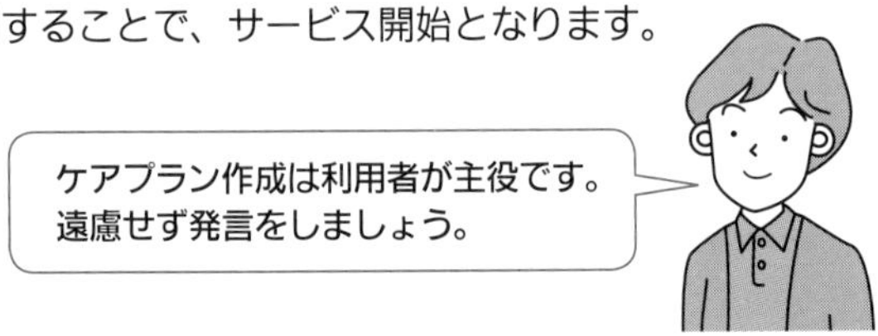

ポイント ケアプランと個別サービス計画

　ケアマネジャーがつくるケアプランは、利用者のサービスの全体像を大まかに記すものです。

　ケアプランの内容と担当者会議での話し合いを受けて、それぞれの事業者が自分たちの担当する分野・範囲について、より具体的かつ詳細に記載するものが「個別サービス計画書」です。こちらもよく内容を確認することが必要です。

● ケアプランと個別サービス計画の関係

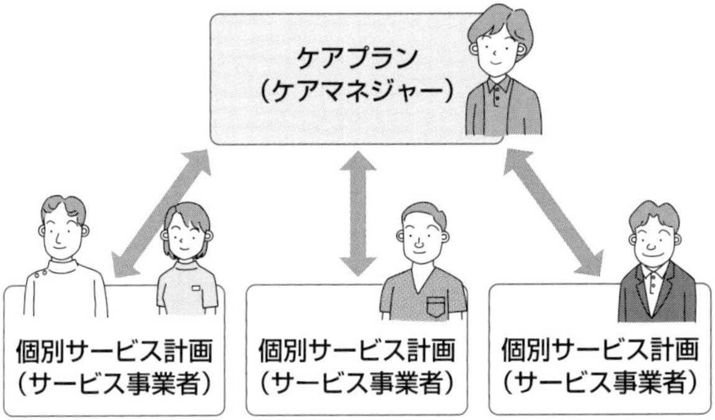

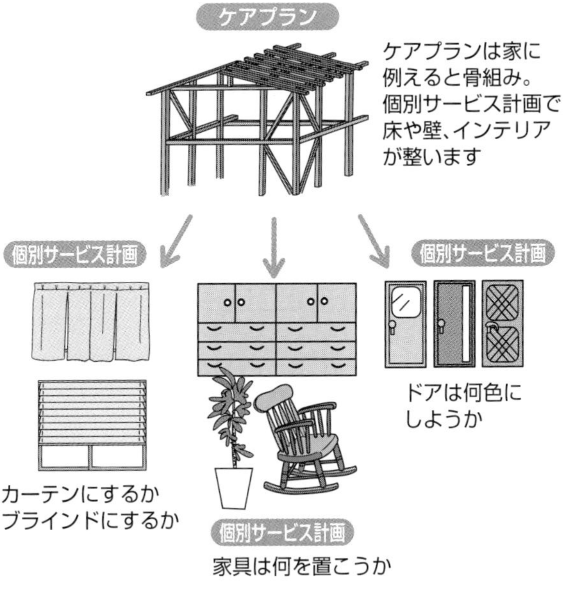

18 サービス事業者と契約

サービスに先立って、ケアマネジャーと同様にサービス事業者すべてと契約を交わします。サービス担当者会議の前に契約することもあります。

ポイント 面倒でもきちんと内容を確認しましょう

契約書類に書かれている、サービス時間や内容、かかる費用と支払いの方法、賠償保険や個人情報の取り扱いなどは、非常に大切な内容ですので、内容をきちんと確認するようにしましょう。

どうせどこも同じだろうと、説明を聞かずに流れ作業で契約書に判を押そうとする人もいますが、何か問題が起きたときに困ることになります。

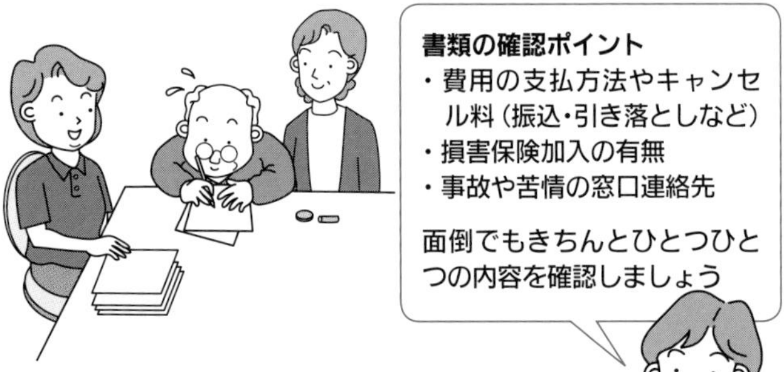

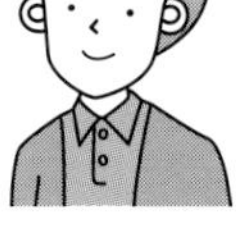

※ サービス事業者との契約は、事業者が利用者についての情報を手に入れる前に契約を交わすことが望ましいのですが、実際にはサービス開始までの時間が短く、サービス担当者会議の当日やサービス開始日に事業者と契約するケースも多くみられます。

19 サービス利用を開始

必要な手続きが終了すると、ようやくサービス開始です。事前にいろいろな打ち合わせを行い、ケアプランの確認もしていますが、スタート時から満足のいくサービスになるとは限りません。

ポイント 最初はスムーズに行かないことも

サービスの種類にもよりますが、特に訪問介護サービスの場合、いくら事前に打ち合わせをしておいても、しばらくの間はなかなかスムーズに業務ができないことがあります。これは、サービスが利用者の自宅環境や生活習慣、好みや家族関係など、非常に多くの要素に左右されやすいためです。

また実際にサービスを実施するヘルパーと、契約や介護計画を立てるサービス提供責任者とが別の職員であることも理由のひとつでしょう。

その他のサービスにおいても、「想像していたのと違う」とか「この時間は人に来てほしくない」など、しっかり計画をしていても違和感や不満が出ることがあります。

● ケアマネジャーに相談しましょう

そんなときはまず、ケアマネジャーに相談しましょう。直接事業者に伝えることももちろん可能ですが、ケアマネジャーを介すほうがスムーズに解決に結びつくことが多いようです。

20 サービス状況の聞き取り（モニタリング）

サービス開始後、ケアマネジャーは毎月1回以上利用者を訪問し、体調や生活の変化の有無、サービスの実施状況とその達成度、利用者や家族の満足度について聞き取りをします（モニタリング）。

ポイント 意見や希望をケアマネジャーに伝えましょう

モニタリングの際は、できるだけ家族も同席して、意見や希望をケアマネジャーに伝えるようにしてください。

モニタリングの結果により、サービス内容や時間、回数等を変更したり、サービスの種類を追加したりといった調整をするのもケアマネジャーの仕事です。

「せっかく来てもらっているのに申し訳ない」とか、「手間をかけさせたら悪い」と思って、我慢する利用者もいますが、ケアプランは何度でも変えることができますので、遠慮なくケアマネジャーに相談してください。

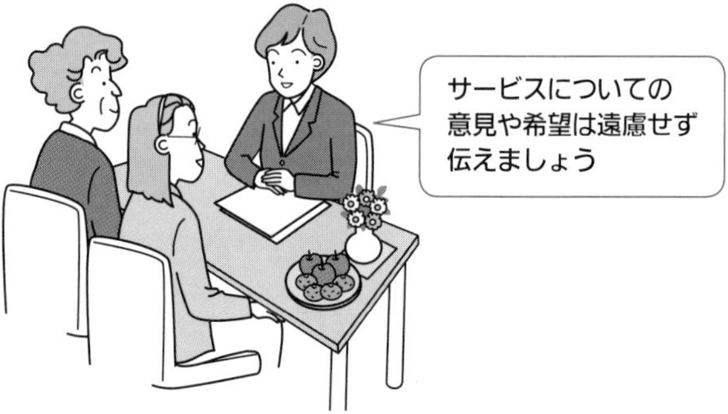

21 必要に応じてケアプランを見直す

ケアプランは最初につくったものが100点であるとは限りません。プランの変更や事業者の交代などをすることもあります。

ポイント ケアプランは必要に応じて見直します

ケアプランの見直しは必要に応じ、行うことができます。サービスへの満足度を上げるためや、サービスの効果を上げるためのほか、利用者の心身状態や家庭環境などの変化に応じて見直しをする場合があります。

利用者の病気やけがにより心身状態が低下したり、介護をしていた家族が何らかの理由で介護できなくなったり、さまざまな理由があります。

このような場合は、再アセスメントをし、ケアプラン全体を見直し、ケアプランを再度作成します。サービス担当者会議も改めて行います。

● 要介護状態区分の変更申請が必要になるときも

アセスメントの結果、要介護度の見直しが必要と判断されれば、要介護状態区分の変更申請をすることになります。要介護度が重くなることで、サービスの区分支給限度基準額が上がる（＝サービスを多く使えるようになる）ためです。ただ一概に要介護度が重くなることがベストとはいえないケース※もありますので、ケアマネジャーと十分に相談してから決めてください。

※ デイサービスやショートステイなど、利用者の要介護度により利用料金が変わるサービスの場合、要介護度が重くなると料金も上がります。

Column 契約と印鑑と通帳の「困った」

介護サービスを受けるには、まず契約が必要となります。『脱ハンコ』が進んでいる一方で、介護サービスの事業所の多くが押印の必要な契約書を持ってきます。

契約書に押す印鑑は、認印で構わないのですが、契約だからとわざわざ大事な実印を金庫から取り出す生真面目な方もいらっしゃいます。

ただでさえ契約の際はさまざまな説明を聞いたり、あちこちに署名捺印を求められたりで気疲れします。あとから、実印をどこにしまったかわからなくなってしまった、なんてことが起きる可能性もありますので、気を付けましょう。

介護サービス費用の支払いは、ほとんどの場合、口座からの引き落としとなります。通帳と印鑑の組み合わせがわからなくなってしまっている方も多く、引き落としの書類を何度も書き直すということがよくあります。

防犯のために、通帳と印鑑は一緒にしておかないという家庭も多いと思いますが、介護サービスだけではなく、急な入院などに備える意味でも、一度整理しておくといいですね。

いざサービスを使おうとして慌てることがないように、日頃から通帳や印鑑、キャッシュカードの暗証番号などについて、信頼のおける家族などと共有しておくのも一案です。

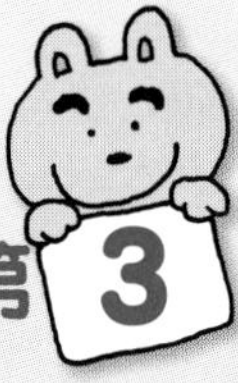

第3章

介護サービスの利用にかかる費用

22 サービス利用料以外にもかかる費用がある

介護保険ではサービス利用料の1割から3割を負担することはよく知られていますが、それ以外にもかかる費用があります。

ポイント 介護のサービスを利用すると、さまざまな費用がかかります

介護保険料

サービスを利用してもしなくてもかかる（第1号被保険者は年金から天引き、第2号被保険者は健康保険と一緒に徴収）

介護保険のサービス利用料

介護保険適用分（区分支給限度基準額内）は費用の1割から3割負担

区分支給限度基準額を超えた分は全額負担

サービス利用に伴う費用

レクリエーションの実費

食費、居住費

日常生活費（理美容代など）

入所一時金

介護保険以外のサービス費用

医療保険のサービス（診察代や薬代など）

市区町村独自のサービス費用

総合事業のサービス費用

サービス利用に伴って発生する費用には、食費や居住費（部屋代）、レクリエーションの実費、日常生活費など、介護保険が適用されない部分もあります。これらは、全額利用者の負担となります。

23 介護保険料

40歳になると全国民が介護保険の被保険者となり、保険料の支払い義務が生じます。

ポイント 40歳以上の人は介護保険料を納めます

◉保険料の徴収方法

	保険料の算定と納付の管理	保険料の徴収	徴収、納入等の方法
第1号被保険者	市区町村	年金保険者	特別徴収（年金から天引き。年金年額18万円以上）
		市区町村	普通徴収（納入通知書で個別徴収。年金年額18万円未満）
第2号被保険者	医療保険者		医療保険料に上乗せして一括徴収

● 第1号被保険者は年金から

第1号被保険者の保険料は、地域ごとにサービスの量やサービス利用の見込み等から、保険者が決めています。

さらに所得に応じて9段階から18段階程度（保険者による）に分け、低所得者の負担を軽減したり、高所得者に高い負担を求めたりという調整をしています。

通常は年金（偶数月）から天引きして徴収する方法を取っています。年金受給者の場合、年金額が年額18万円以上の人は年金から天引きされます（特別徴収）。特別徴収は4月、6月、8月、10月、12月、2月の年6回です。

年金額が年額18万円未満などのため特別徴収にならない人は、納付書により金融機関の窓口での納付、または、口座振替によって納めます（普通徴収）。

● 第２号被保険者は医療保険と一緒に

　第２号被保険者の保険料は加入している健康保険や国民健康保険の一部として毎月徴収されます。

　保険料は全国ベースで介護給付費の27％に当たる額を算出し、それを被保険者の人数で割って計算します。そのうえで収入や保険の種類に応じ、保険料が決まるしくみです。

memo

増えている介護保険料

　介護保険開始当初（平成12～14年度）は全国平均2,911円であった第１号被保険者の保険料が、令和３年～令和５年度には6,014円と約２倍になっていますが、これは高齢化が進み、サービス利用も増えてきているためです。

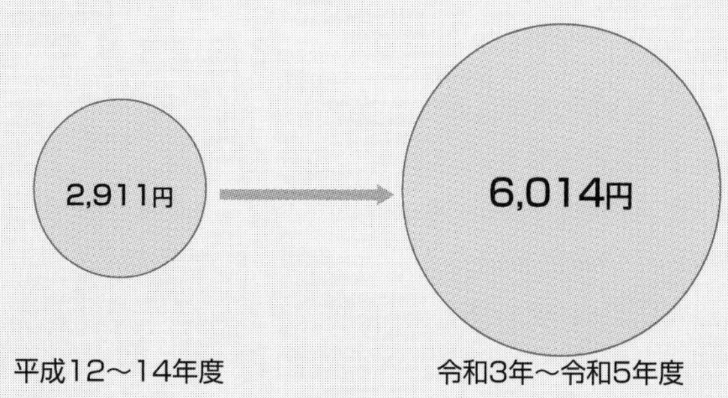

Check チェック 介護保険料を払わないとどうなる？

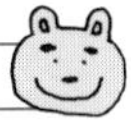

滞納した場合、第１号被保険者は滞納期間により、いったん自分でサービス料を全額負担しなくてはならなくなったり、サービス量の制限を受けたり、自己負担割合が高くなったりします。第２号被保険者の場合は、医療保険料を払っていないと介護保険料も払っていないことになります。介護サービスを受けようとすると、支払っていない期間に応じて、自己負担割合が３割になったり、いったん全額自己負担になったりします（後日９割から７割が戻ります）。また滞納分の保険料の支払いも求められます。

保険料の支払いが困難な場合は、早めに役所に相談しましょう。

24 介護サービスの利用料

利用者は原則として、利用したサービス費用の1割から3割を負担することになります。要介護状態区分ごとに、1か月に利用可能な額(区分支給限度基準額)が決められています。

ポイント 要介護度によって利用可能な金額が異なります

● 要介護度と区分支給限度基準額

要介護度	区分支給限度基準額	住宅改修費	福祉用具購入費
要支援1	50,320円 (月 5.032円)	20万円 (2万円)	年10万円 (年1万円)
要支援2	105,310円 (月 10,531円)		
要介護1	167,650円 (月 16,765円)		
要介護2	197,050円 (月 19,705円)		
要介護3	270,480円 (月 27,048円)		
要介護4	309,380円 (月 30,983円)		
要介護5	362,170円 (月 36,217円)		

※ () 内は1割負担の場合の利用者負担額。1単位10円で金額に換算。

区分支給限度基準額は、介護保険のサービス(居宅サービスや地域密着型サービス)について、要介護度別に利用額の上限を定めたものです※。

福祉用具購入費や、住宅改修費などは、月々の区分支給限度基準額には含まれません。

それぞれの上限(福祉用具は年に10万円まで、住宅改修は1人につき20万円まで)の範囲内であれば、いつ何回使っても構いません。

※ 区分支給限度基準額が適用されないサービスには、居宅療養管理指導、特定施設入居者生活介護(外部サービス利用型および短期利用を除く)、認知症対応型共同生活介護(短期利用を除く)、地域密着型特定施設入居者生活介護(短期利用を除く)、地域密着型介護老人福祉施設入所者生活介護があります。また、施設サービスには区分支給限度基準額の設定がありません。

ポイント サービス料の負担割合は1割から3割

利用者の自己負担割合は、制度開始当初は一律１割でしたが、次第に負担率が上がり、年金収入が単身で280万円以上の人は２割、340万円以上の人は３割となりました。

年金額が高額であっても、遺族年金や障害年金は非課税ですので、２割・３割負担の対象とはなりません。

● 利用者負担の判定

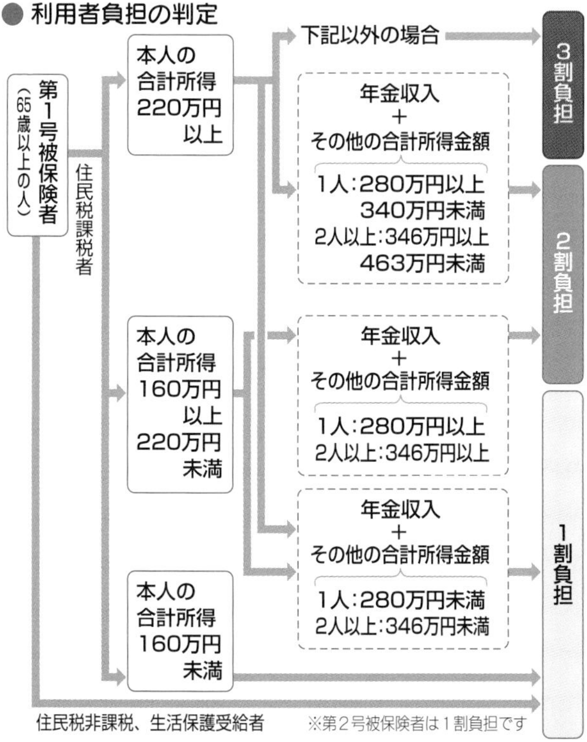

厚労省資料より

※ 合計所得額は、収入から公的年金控除などの控除額を引いたあとの金額です。

負担割合は前年度の収入や課税状況により判断され、保険者から負担割合証が発行されます。毎年判定の見直しをしますので、負担割合証の有効期間は1年間(8月～翌年7月)です。2割負担や3割負担というと、非常に負担が大きくなるイメージですが、高額介護サービス費(➡P.190)で定められている上限額を超えた分は後日払い戻されます。

● 1割負担と2割負担、3割負担での自己負担金額の違い

・ヘルパーに掃除と洗濯を1時間頼んだ場合

1割負担の場合　1回 220円
2割負担の場合　1回 440円
3割負担の場合　1回 660円

・訪問看護を30分頼んだ場合

1割負担の場合　1回 471円
2割負担の場合　1回 942円
3割負担の場合　1回 1,413円

・介護用ベッド一式を借りた場合

1割負担の場合　月 1,700円前後
2割負担の場合　月 3,400円前後
3割負担の場合　月 5,100円前後

※ 福祉用具レンタルは統一価格ではありません。

Check チェック 同一建物減算と利用できるサービス量

訪問サービス提供事業者が、同一建物に住む複数の利用者を担当する場合、移動時間が少なく、効率よくサービスを提供できるという理由で、通常サービス費の10%~15%※が減算されるしくみがあります。

利用者は同じサービスを安く受けられますが、一般住宅に住んでいる人と比べて1回当たりの費用が安く済む分、利用回数を多くできる点が不公平と考えられています。2018年の報酬改定で、同一建物減算の対象者が受けられるサービス量は、一般住宅に住んでいる人と同じになりました。区分支給限度額に余裕があっても、同一建物減算対象サービスを利用している人は、介護保険では一般の人と同じサービス量以上のサービスは受けられません。

※ 同一建物に住んでいる利用者数（20人以上か50人以上）などで減算率が異なります。

memo 利用金額の算出方法

居宅サービスの区分支給限度基準額は単位数で要介護度ごとに定められています。

単位数×単位数単価※＝金額

※ 単位数単価は物価や人件費などを勘案して地域ごとに定められており、都心ほど高くなっています。サービス種別によっても異なります（➡ P.200）。

ポイント 区分支給限度基準額を超えた分は全額自己負担に

介護保険では、要介護度ごとに区分支給限度基準額が設定されていますが、区分支給限度基準額を超えるサービスを利用することは可能です。ただし、その場合は、サービス利用料の10割（全額）を負担することになります。

● 区分支給限度基準額を超えると（1割負担の場合）

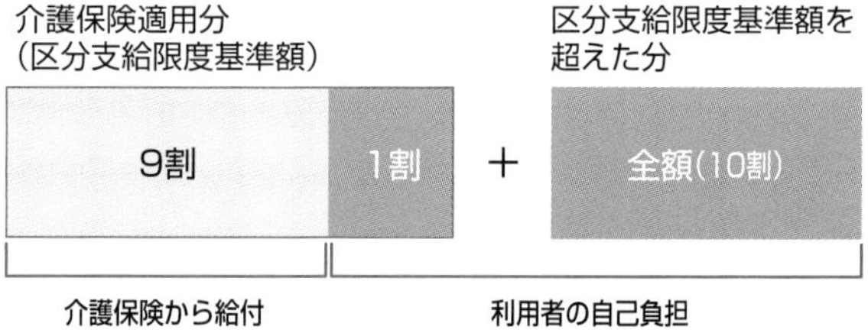

● 要介護2の人が、1か月に21万円分のサービスを使った場合

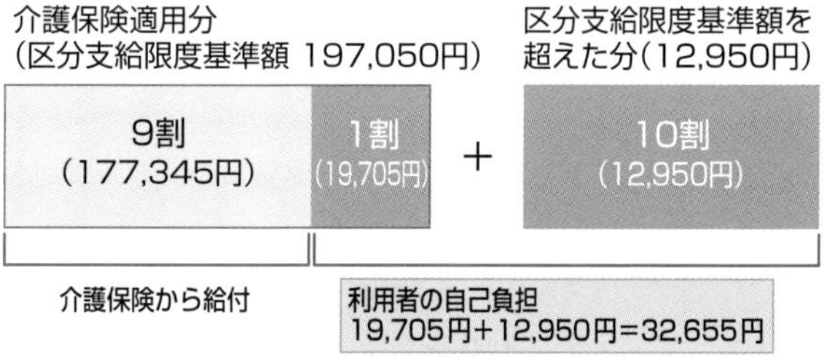

たとえば要介護2の人が、1か月に21万円分のサービスを使うと、限度額177,345円の1割19,705円と限度額を超えた12,950円の合計32,655円を支払うことになります。

Check チェック 介護予防・日常生活支援総合事業の利用料は？

訪問介護および通所介護を始めとする、日常生活支援総合事業の利用料は、国の定める予防給付額を超えない範囲で、市区町村が独自に決めることができます。予防給付額の8～9割の額と設定されているところが多いようです。

---

memo 介護職員等処遇改善加算

訪問看護、訪問リハビリテーション、福祉用具レンタル、居宅介護支援以外のサービスの利用料に対し、14.5～24.5%の加算をし、介護職員の給与の改善をはかるものです。加算額の1割から3割が利用者負担となります。

この加算は、毎月の区分支給限度基準額には含まれませんので、限度額超過を心配する必要はありません。

ポイント 市区町村の独自サービスは区分支給限度基準額外で利用できます

市区町村ごとに独自のサービスがあります（➡P.169）。

● 上乗せサービス

介護保険の限度額を超えたサービスを市区町村が独自に介護保険給付するものです。市区町村が独自の判断によって、利用できる時間や回数を増やします。

例

- 訪問介護サービス1回の訪問時間の延長
- 区分支給限度基準額の増額
- 住宅改修費の上限額を上げる（介護保険では20万円）

● 横出しサービス（市町村特別給付）

介護保険にないサービスを市区町村が第１号被保険者の保険料を財源とし、独自に給付するものです。

例

- おむつ給付
- 配食サービス
- 家族のための家事支援サービス
- 布団の丸洗いサービス

25 サービスの種類と利用にかかる費用

介護サービスを受ける場合、費用は介護保険でまかなわれるものだけではありません。サービスによっては、実費など介護保険ではまかなわれない費用もあります。1割負担の例で説明します。

ポイント 介護保険に含まれない費用もあります

● 自宅で受けるサービス（訪問介護、訪問看護）

サービス費用の1割（処遇/特遇改善加算の1割を含む場合あり） ＋ おむつ・ガーゼなど

※「処遇 / 特遇改善加算」とは介護職員等処遇改善加算（→ P.81）を指します。

ヘルパーに排泄介助を頼む場合、おむつを使っていればおむつ、尿取パッド、陰部洗浄用のお湯、石けんは家庭で準備をします。また家事を頼む場合、掃除道具や洗剤の用意が必要ですし、調理の場合は食材の購入費もかかります。「ヘルパーを頼むようになったら水道代が高くなった」と怒る人もいますが、だれが家事をしてもかかる費用と考えていただきたいものです。

● 施設に通って受けるサービス（通所介護、通所リハビリ）

サービス費用の1割（処遇/特遇改善加算の1割を含む場合あり） ＋ 食費 ＋ 日常生活費（外出レクや手芸などの実費）

デイサービスでは昼食を摂ることがありますが、昼食代は自己負担です（金額は事業所により異なる）。また、外出レク、手芸などの実費も日常生活費として全額自己負担です。また、デイサービス利用中にヘアーカットをしてもらうこともありますが、これも全額自己負担です。

また、おむつを持参するところと、デイサービスで用意するおむつを使用するところがありますが、後者の場合、おむつ代は実費をデイサービスに支払うことになります。

● 施設に泊まって受けるサービス（ショートステイ）

サービス費用の1割（処遇/特遇改善加算の1割を含む場合あり） ＋ 居住費 ＋ 食費 ＋ 日常生活費（理美容代や嗜好品代など）

ショートステイの場合、ホテルコストと呼ばれる、部屋の利用料（居住費）や食費は全額自己負担となります（金額は施設によって異なる）。また、日常生活費（理美容代や嗜好品代）も全額自己負担です。おむつもデイサービス同様、持ち込む場合と実費支払いの場合がありますが、いずれの場合でも介護保険以外にかかる費用となります。

● グループホームに入居

入居一時金 ＋ サービス費用の1割（処遇/特遇改善加算の1割を含む場合あり） ＋ 居住費 ＋ 食費 ＋ 日常生活費

たとえば要介護２でグループホーム（認知症対応型共同生活介護）に入所した場合は、入居一時金０～数十万のほか、1か月にサービスの１割２万４千円前後と、家賃・食費・光熱費など15～30万円かかります（施設により異なる）。

● 特別養護老人ホームに入所

サービス費用の1割（処遇/特遇改善加算の1割を含む場合あり） ＋ 居住費 ＋ 食費 ＋ 日常生活費（理美容代や嗜好品代など）

たとえば要介護３で市民税課税世帯の場合は、１か月に介護費用２万６千円前後に加え、家賃・食費などの10万円前後を支払います。なお、家賃・食費などは、世帯の収入により減免されるしくみがあります。

グループホームや有料老人ホーム入所（特定施設入居者生活介護を利用）の場合、居宅サービスは受けられませんので、ベッドや車いす等の福祉用具が必要な場合は、自費で購入するかレンタルすることになります。特別養護老人ホームや介護老人保健施設の場合は、施設に備えているものを利用できますが、グループホームや有料老人ホームはまちまちなので事前に確認が必要です。

Check チェック 医療に関わる費用について

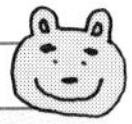

介護サービスと切り離せないのが、医療に関わる費用です。

訪問看護の費用は介護保険だけでなく、疾患や病状によって医療保険が適用されることがあります。その場合収入に応じ、本人の負担は１割～３割となります。

また自宅で経管栄養を行う際の栄養剤は、薬剤扱いのものと食品扱いのものとがあり、前者は医療保険で１～３割の負担が発生し、後者は全額自己負担となります。一見似ているようですが、点滴剤は医療保険のみです。吸引をしている場合、吸引器本体は介護保険でのレンタルが可能ですが、吸引用のチューブや消毒薬などの消耗品は自費で購入する必要があります。

26 サービスの組み合わせと費用の例

介護保険のサービスは、どのようなサービスを週に何回何時間利用するか、または要介護度によって、かかる費用が異なります。基本的には利用した分の1割から3割分が利用者の負担額となりますが、サービスの種類によっては1か月の費用が定額となるものもあります（看護小規模多機能型居宅介護、定期巡回・随時対応型訪問介護看護など）。

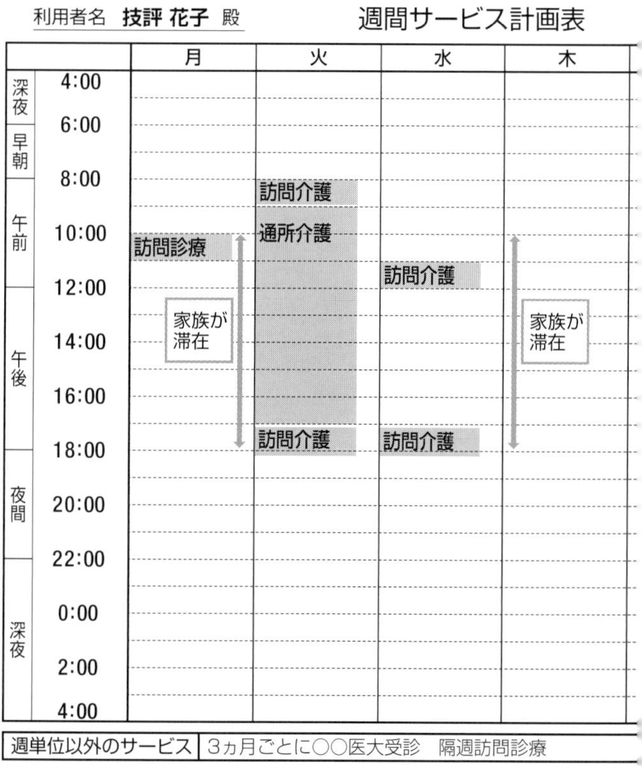

ケース1 要介護1（女性、独居、家族の支援あり）

訪問介護 週8回
デイサービス（通所介護） 週3回
訪問診療 月2回

介護保険の1割負担額 月17,176円
（他にデイサービス昼食代実費）
訪問診療の自己負担額 月 約7,000円
※処遇改善加算なし

作成年月日　　年　　月　　日

金	土	日	おもな日常生活の活動
			起床
			食事
訪問介護		訪問介護	
通所介護		通所介護	
			食事
	家族が滞在		
訪問介護		訪問介護	食事
			就寝

（さないクリニック）　デイサービスの臨時利用　訪問介護の臨時利用

ケース2 要介護5（男性、家族同居）

訪問介護	週7回
デイサービス（通所介護）	週2回
訪問看護	週2回
福祉用具レンタル（福祉用具貸与）	5品
ショートステイ（短期入所生活介護）	月10日～2週間
訪問診療	月2回

利用者名　**左内 次郎**　殿

週間サービス計画表

		月	火	水	木
深夜	4:00				
早朝	6:00				
午前	8:00	訪問看護	訪問介護	訪問介護	訪問看護
	10:00		通所介護	訪問診療	
午後	12:00				
	14:00				
	16:00		訪問介護		
夜間	18:00				
	20:00				
深夜	22:00				
	0:00				
	2:00				
	4:00				

週単位以外のサービス	短期入所生活介護、福祉用具貸与（スロープ、

介護保険の１割負担額　㊊38,539円
（他にショートステイの
部屋代実費）
訪問診療の自己負担額　㊊ 約7,000円
※処遇改善加算なし

作成年月日　　年　　月　　日

金	土	日	おもな日常生活の活動
			経管栄養
			排尿 おむつ交換
訪問介護	訪問介護		
通所介護			
			経管栄養
			排尿 おむつ交換
訪問介護	訪問介護		
			経管栄養
			排尿 おむつ交換
			水分補給
			おむつ交換

車いす、床ずれ防止用具、特殊寝台、特殊寝台付属品）

Column 区分支給限度額の考え方

要介護度により、一月に利用できるサービス費用が定められていますが、同じサービスを利用していても事業所の体制や規模ごとに利用料に差があり、選ぶ事業所によってはより多くのサービスを受けられるという不公平さがあります。

そのため、大規模（一月の利用者数が延べ750人以上）の通所介護や通所リハビリテーションを利用している場合であっても、通常規模の利用をする場合の利用料で区分支給限度額に達しているかの計算をすることとなっています。

※ 実際に支払う自己負担額は、大規模通所の利用料の１～３割です。

同様の考え方で、サービスを受ける人がサービス事業所と同じ建物に居住している場合は、サービス利用料が減算（居住者の人数等により10～15％減算）されるというしくみがありますが、一月に同じ区分支給限度額の範囲内で利用できるサービスの量に不公平が生じるという理由で、減算される前の利用料で区分支給限度額に達しているかの計算をすることとなっています。

※ 訪問系、通所系、多機能系サービスすべてが対象です。

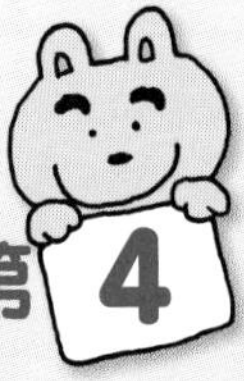

第4章

介護のサービスを上手に使う

27 介護保険で利用可能なサービス

介護保険のサービスには、自宅で暮らす人が対象の「居宅《きょたく》サービス」、住み慣れた地域でできる限り暮らせるようにつくられた「地域密着型サービス」と、特別養護老人ホームなどの介護保険施設に入って利用する「施設サービス」があります。

ポイント 自宅でサービスを受ける

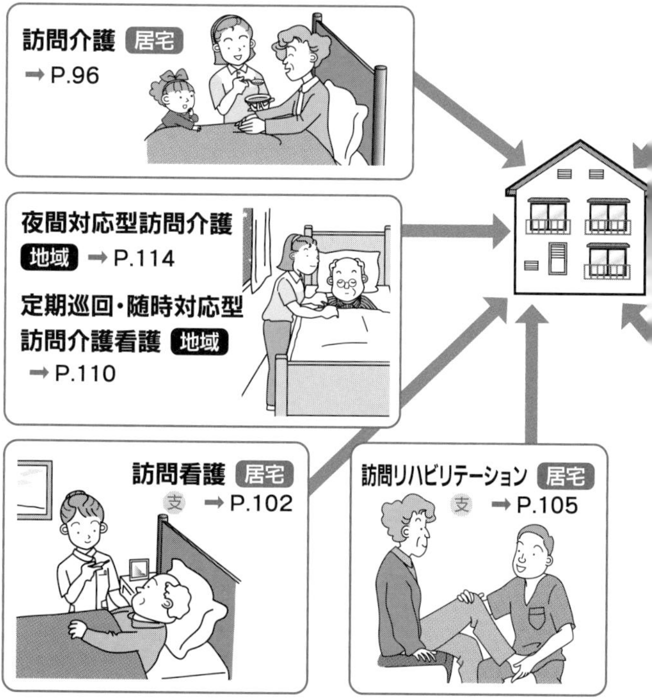

居宅 ……居宅サービス　施設 ……施設サービス
地域 ……地域密着型サービス
支 …要支援でも使えるもの（予防給付）

訪問入浴介護 居宅 支

→ P.108

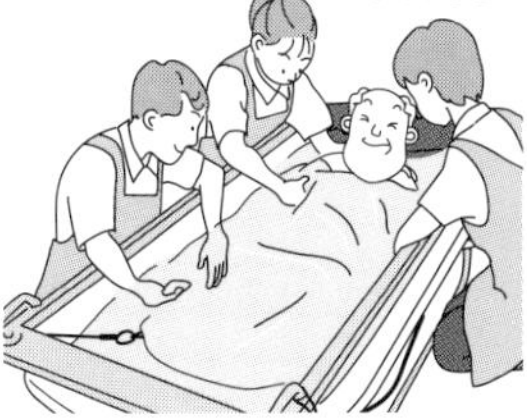

住宅改修 居宅 支

→ P.123

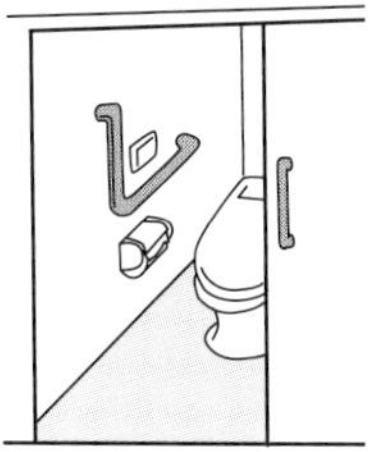

福祉用具レンタル（福祉用具貸与） 居宅 支 → P.116

特定福祉用具販売 居宅

支 → P.121

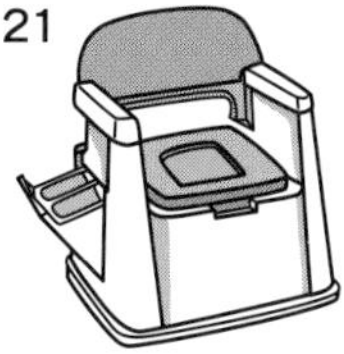

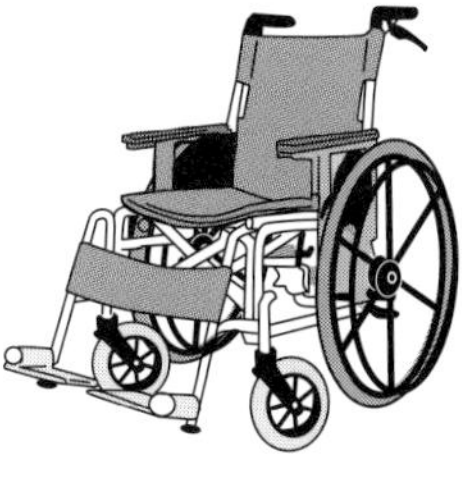

居宅療養管理指導 居宅 支 → P.127

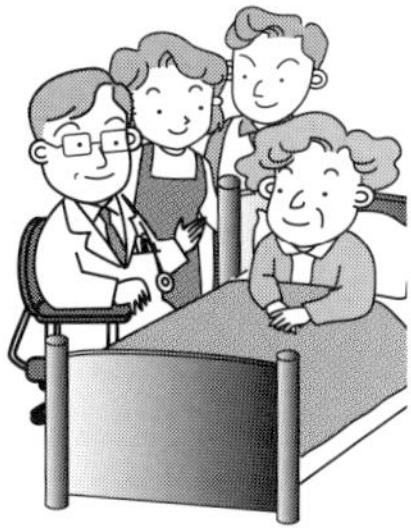

（医師・歯科医師）

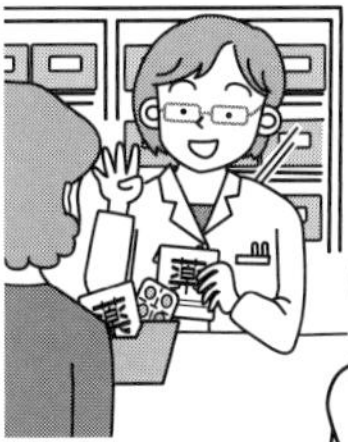

（薬剤師）

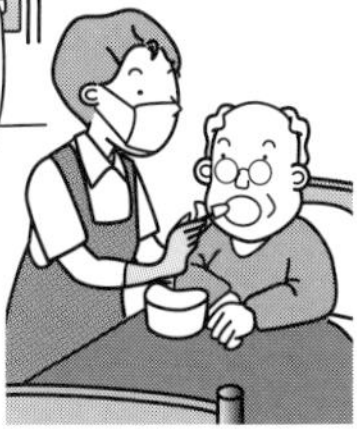

（歯科衛生士）

ポイント 自宅から通ってサービスを受ける

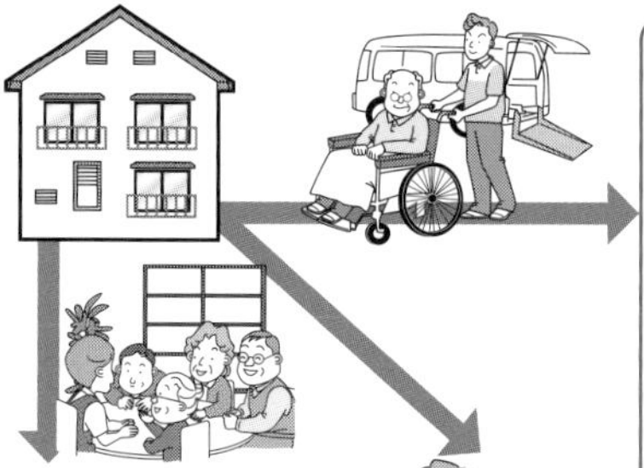

短期入所生活介護（ショートステイ）
居宅 支
→P.139

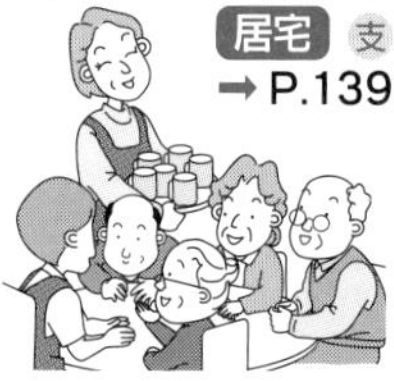

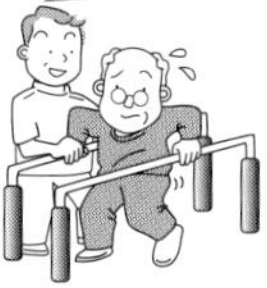

通所介護（デイサービス） 居宅 地域
→P.130

短期入所療養介護（医療型ショートステイ）
居宅 支 →P.144

療養通所介護
地域 →P.133

通所リハビリテーション（デイケア）
居宅 支 →P.136

認知症対応型通所介護
地域 支 →P.134

ポイント 自宅から通ったり来てもらったりしてサービスを受ける

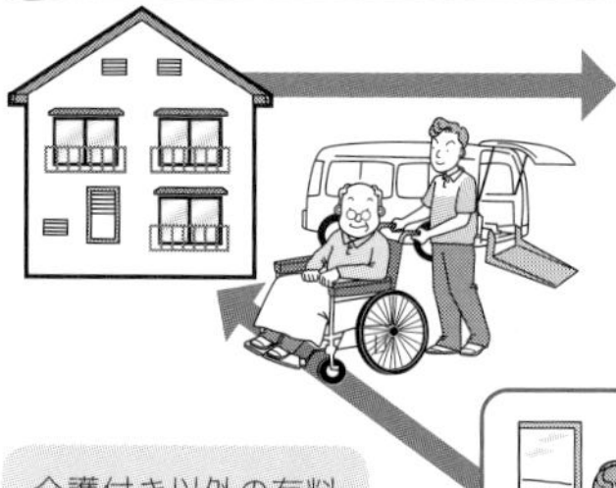

小規模多機能型居宅介護
地域 支 →P.145

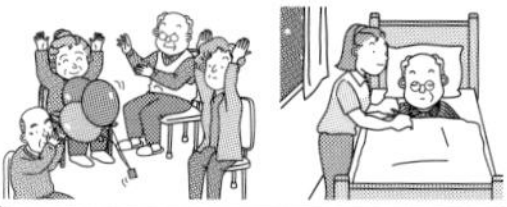

看護小規模多機能型居宅介護 地域
→P.147

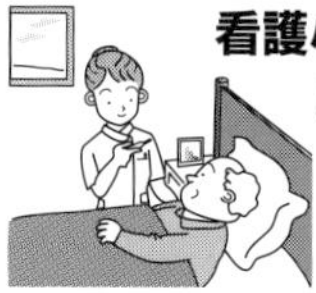

介護付き以外の有料老人ホーム、サービス付き高齢者向け住宅では、居宅サービスが利用できます。

ポイント 入所（入居）してサービスを受ける

グループホーム

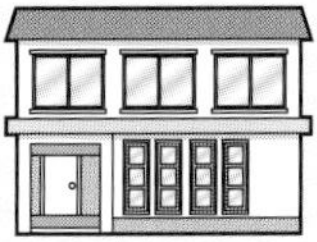

認知症対応型共同生活介護（グループホーム） 地域 支
→ P.160

有料老人ホーム（介護付き）

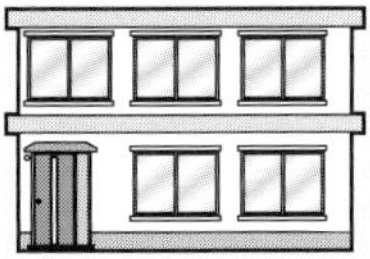

特定施設入居者生活介護
居宅 地域※ 支 → P.154

※ 地域密着型は要介護のみ利用可能。

特別養護老人ホーム

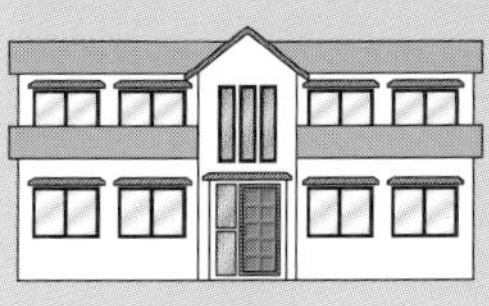

介護老人福祉施設（特別養護老人ホーム）
施設 地域 → P.157

介護老人保健施設

介護老人保健施設（老健） 施設 → P.163

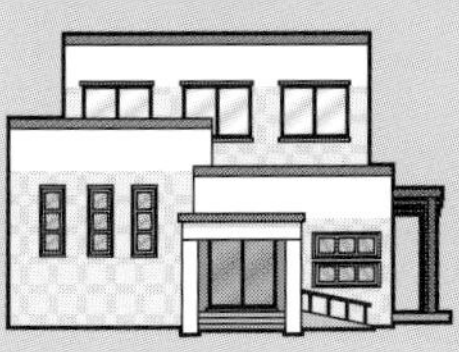

介護医療院

介護医療院
施設 → P.165

自宅でサービスを受ける

28 訪問介護（ホームヘルプ）

居宅

要介護

訪問介護サービスは、自宅に訪問介護員（ヘルパー）が訪問し、日常生活のさまざまなことを支援するサービスです。

ポイント 日常生活を支援します

● 身体介護——直接肌に触れる介護です

排泄《はいせつ》介助、食事介助、入浴介助、病院の付添い（病院内は自費）、買い物の付添い、朝の身支度（着替え、歯磨き、整容等）、寝る前の準備（着替え、歯磨き、整容等）など。

着替え

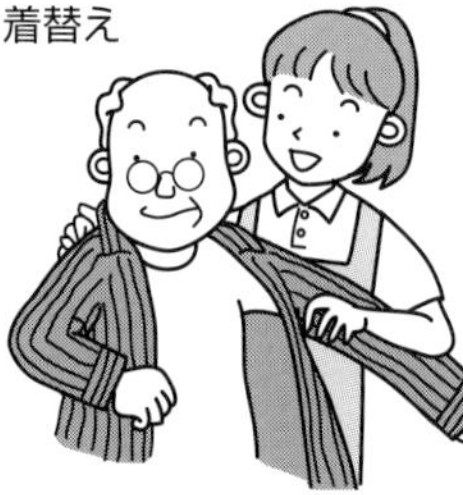

食事介助

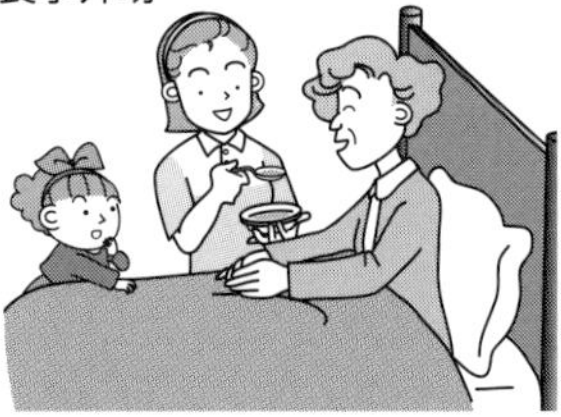

入浴介助

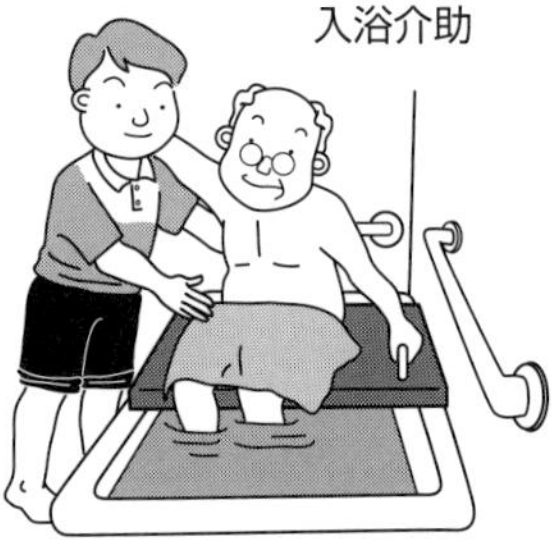

排泄介助

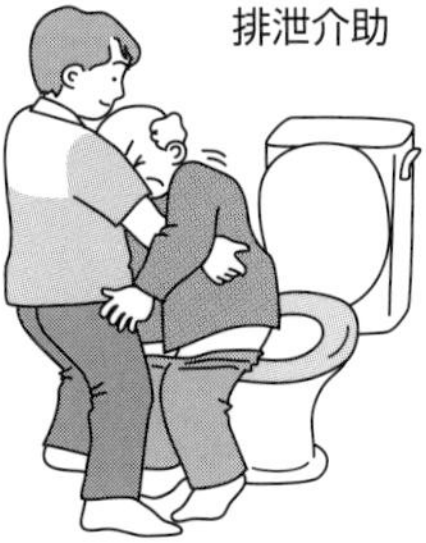

● 生活援助——日常の家事全般です

掃除、洗濯、調理、買い物、薬の受け取りなど。

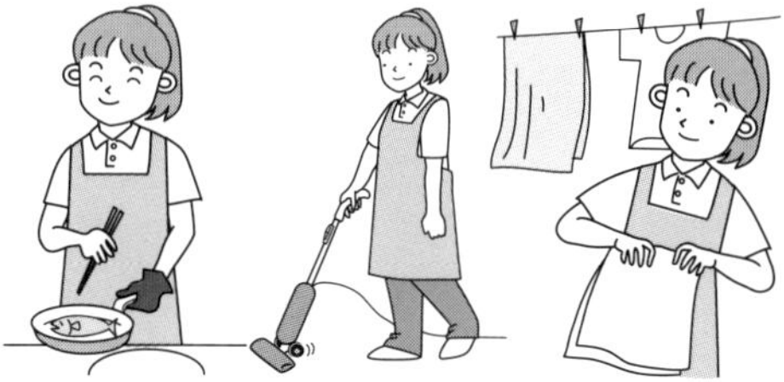

● 通院等乗降介助——いわゆる介護タクシーです

介護タクシーを利用する際、運賃は実費を支払う必要がありますが、車への乗り降りの介助料には介護保険が適用されます。乗り降りが車いすごとであっても、歩いてでも一律の金額です。

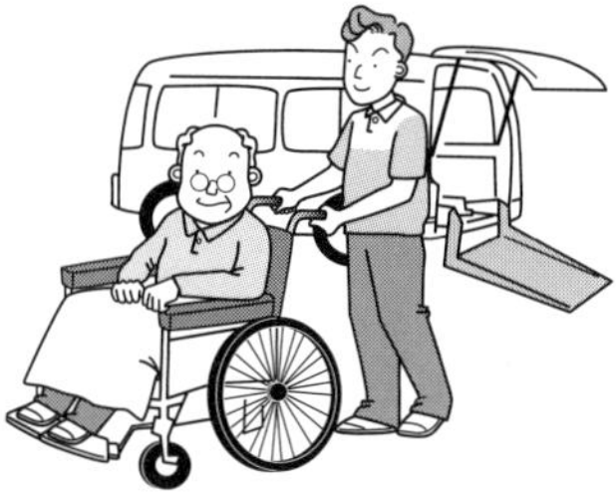

費用のめやす

- 入浴の手伝いで身体介護を30分以上1時間未満利用

　　1回　387円

- 掃除や洗濯で生活援助を45分以上※利用

　　1回　220円

※ 生活援助は「20分以上45分未満」と「45分以上」の2種類です。45分以上の場合、上限は特に定められていません。

早朝や夜間は割増があります。

※ 費用のめやすについては、1割負担の場合を1単位10円で計算しています。地区ごとの違いは巻末を参照してください（➡ P.200）。

ポイント 訪問介護利用のルール

①利用者本人の不在時にはサービスは行えません。

②買い物は利用者本人の日常生活に必要なもののみです。嗜好品（たばこやお酒など）やペットのえさなどは購入できません。

③利用者宅で開始・終了が原則です。自宅外でのサービスは行えません（一部例外もあり）。

※ 通院等乗降介助は、病院から病院も条件によって認められるようになりました。

④訪問介護サービスを１日複数回使う場合、原則として２時間以上空ける必要があります。

※ 看取り期のサービスにおいては、２時間空かなくても利用できます。

● 依頼できないこと

介護保険では、日常生活を送るうえで必要最低限の範囲のみサービス可能です。サービスを頼む前に、できることとできないことをきちんと確認することが大切です。

◉これは頼めません！

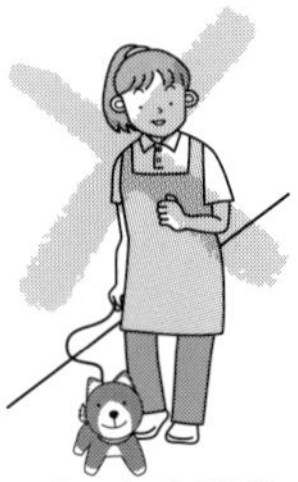

ペットの世話

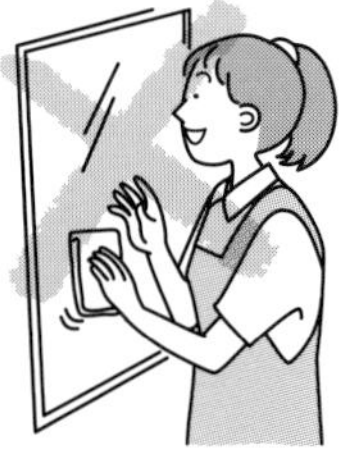

窓ふき（大掃除）

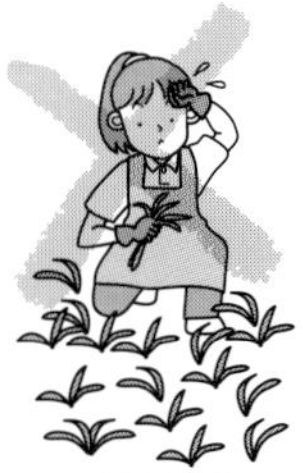

草むしり

その他、衣替え、部屋の模様替えや家具の修理等はできません。

● サービスの時間帯

サービス時間は、本人または家族の生活に合わせて設定できます。訪問介護サービスの標準的なサービス時間帯は、8時～18時です。早朝や夜間も事業所によってはサービス可能ですが、費用は25％増しとなります。深夜（22時～6時）は50％増しです。

● 訪問介護事業所を選ぶポイント

・土日や祝祭日、年末年始等もサービス提供しているか

毎日複数回サービスを必要としている人には大事な点です。

・ヘルパーの所属人数

一概に多いから良いとか少ないから悪いということはありませんが、サービス利用回数が多い人や多くなる見込みのある人にとっては、大事な点です。

・特定事業所加算を取得しているか

訪問介護事業所には特定事業所加算という報酬の上乗せがあります。有資格者の人数や研修制度などを評価するしくみで、一般的な利用料より若干割高になります。令和5年時点では事業所の４割程度が取得しています。

Check チェック　同居家族がいる場合（生活援助）

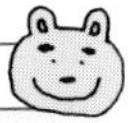

同居家族がいる場合は、原則として生活援助の利用はできません。高齢者世帯であっても、要介護認定を受けていない人がいれば同様のルールです。多くの事業所が自費サービス（介護保険のルール外）を提供していますので、上手に取り入れることで、家族分の家事を手伝ってもらうこともできます。

● サービスをキャンセルしたい場合

サービスをキャンセルしたい場合は、早めにケアマネジャーもしくは訪問介護事業所に連絡してください。直前になるとキャンセル料がかかる場合があります。

Check チェック　生活援助サービスの回数に制限

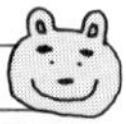

生活援助中心型サービス（サービスに家事が含まれるもの）の回数に上限が設定されています。

全国平均回数をもとに、国が決めた基準を上回る回数のサービスを利用したい場合には、ケアマネジャーが市区町村にケアプランを届け出ることが義務付けられています。

その後、地域ケア会議や行政職員が参加するサービス担当者会議等でサービスの必要性の検証をし、必要に応じケアプランの是正を求めることとなっています。

要介護度	要介護1	要介護2	要介護3	要介護4	要介護5
基準回数／月	27回	34回	43回	38回	31回

Column 訪問介護でできる医療的ケア

ヘルパーは医療行為を行うことができませんが、在宅介護を支援する中で、一部医療的なケアを行うことが認められています。

さまざまな制約がありますので、依頼をする際には確認が必要です。

- 電子体温計などで体温測定をすること
- 自動血圧計で血圧を測定すること
- 動脈血酸素濃度を図るためにパルスオキシメーターを装着すること
- 軽微な切り傷、擦り傷、やけどなどの専門的でない処置をすること
- 医師の指示の下、内服薬の介助、軟膏塗布、点眼薬介助、湿布貼付、座薬挿入、鼻粘膜への薬剤噴霧の解除をすること
- 変形変質のない爪切りをすること
- 歯ブラシや綿棒等で口腔内の清掃をすること
- 耳垢の掃除をすること
- ストマの交換、パウチ内の排泄物の廃棄
- 自己導尿時のカテーテル準備等の支援をすること
- 市販の浣腸器により浣腸すること

また訪問介護事業所によっては、喀痰吸引研修修了者が所属し、喀痰吸引を行うことができるところもあります。痰の吸引や経管栄養の実施が必要な場合は、このような事業所を探してみましょう。

29 訪問看護

居宅

要介護
要支援
指示書

看護師が定期的に自宅を訪問し、病状や体調の確認、薬の管理、必要に応じた医療行為、主治医への報告などを行います。医療処置が必要な人や、健康面で不安がある人でも、自宅で生活することができるよう支援します。主治医の指示書が必要です。

ポイント 看護師が定期的に自宅を訪問します

病状の観察

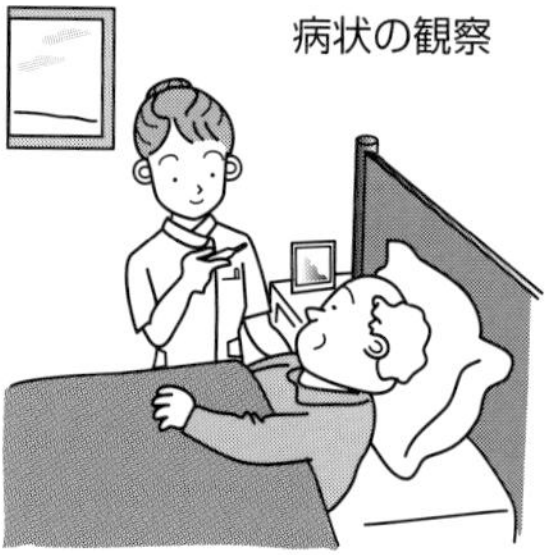

床ずれの予防と処置

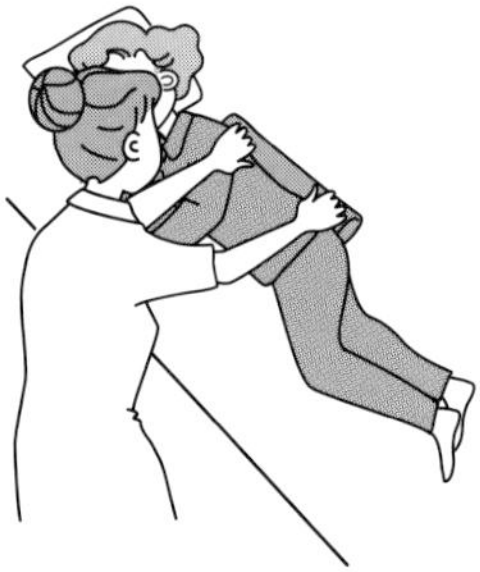

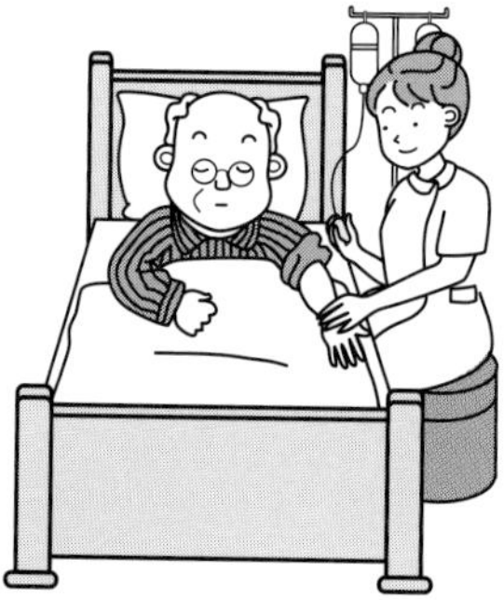

医療器具の管理

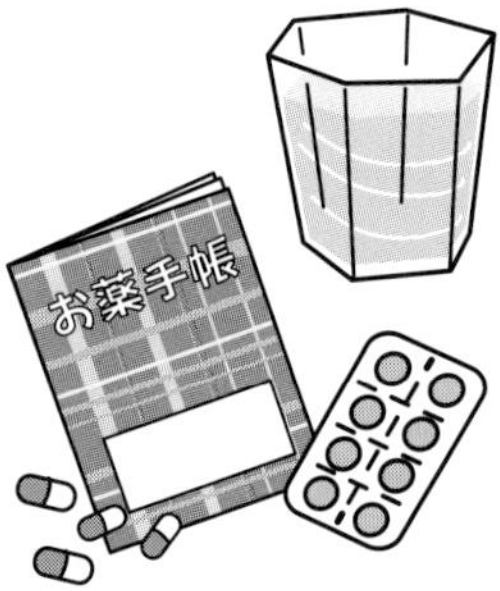

服薬管理指導

● 訪問看護指示書が必要です

主治医による訪問看護指示書が必要です。指示書の依頼は、ケアマネジャーがすることがほとんどです。訪問看護師は訪問看護ステーションに所属していることが多いのですが、病院やクリニックの看護師の場合もあります。

● 医療保険を使う場合もあります

病状や病名によって、介護保険を利用する場合と医療保険を利用する場合とがあります（医師の判断による）。

医療保険が適応されるのはガン末期をはじめとする特定疾病と診断された際や、病状が急激に悪化したことにより医師が特別訪問看護指示書を出した際などです。

介護保険を利用する場合は、かかった費用の１割から３割が自己負担ですが、医療保険の場合は負担率が人それぞれ異なるので注意が必要です。

● 病状の観察から医療処置まで行います

医師の指示に基づき、病状・体調の管理、薬の管理、日常生活の観察や指導、医療処置（カテーテルの交換や点滴、床ずれの処置、経管栄養の注入）、排泄の介助、入浴介助、爪の手入れなど、多岐に渡る業務を行います。

業務の内容に応じ、サービス時間は20分未満、30分未満、60分未満、90分未満のいずれかになります。

● リハビリも可能です

訪問看護ステーションには、理学療法士（PT）や作業療法士（OT）、言語聴覚士（ST）が所属していることもあり、自宅でリハビリを受けることもできます。その場合にも医師の指示書が必要ですので、主治医に相談してみましょう。

● 訪問看護ステーションを選ぶポイント

ステーションによって、看護師の人数や理学療法士（PT）、作業療法士（OT）、言語聴覚士（ST）の有無等が異なります。ステーションごとに得意分野や特色がありますので、利用者が何を訪問看護に求めるのかをケアマネジャーと話し合って、事業所を選ぶといいでしょう。

・サービスの利用可能時間

平日の日中のみの事業所と、緊急時に24時間かけつけてくれる事業所とがあります。体調や病状により、どちらを選ぶかを決めるといいでしょう。

・リハビリができるか

看護師だけでなく、理学療法士や作業療法士、言語聴覚療法士などが所属しているところもあります。リハビリもしてもらいたい場合は、このようなステーションがいいでしょう。

memo 要支援でも訪問看護の利用は可能です。医療的な処置やケアを目的とするよりは、予防的な観点でサービスを提供することが多いようです。

費用のめやす

・訪問看護を30分未満利用　**1回**　471円

利用者の状態に応じて、緊急時の相談やかけつけを約束する緊急時加算（月に600円）や終末期のケアに対する評価であるターミナルケア加算（死亡月のみ2,500円）などもあります。

30 訪問リハビリテーション

居宅

要介護
要支援
指示書

理学療法士（PT）や作業療法士（OT）、言語聴覚士（ST）が定期的に自宅を訪問し、利用者ごとに必要なリハビリプログラムを作成・実施します。主治医の指示書が必要です。

ポイント 理学療法士や作業療法士などがリハビリを行います

歩行訓練

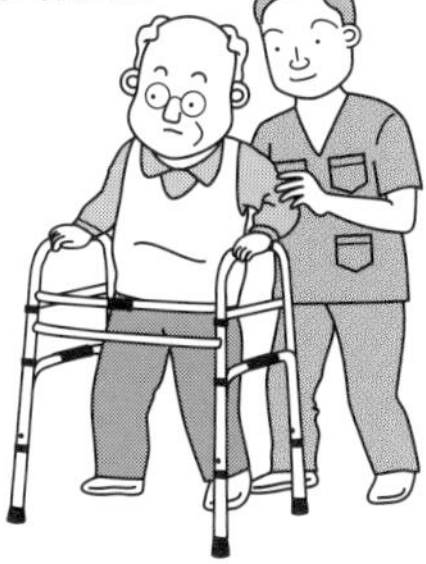

関節可動域訓練

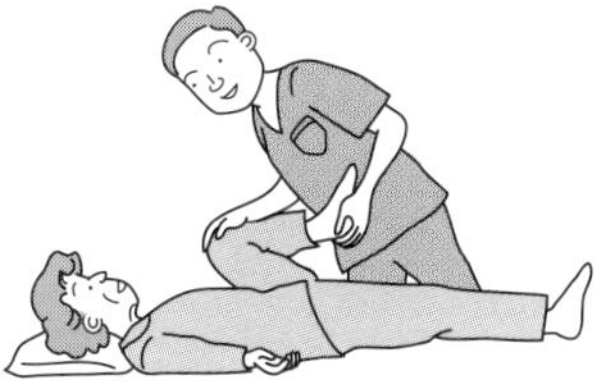

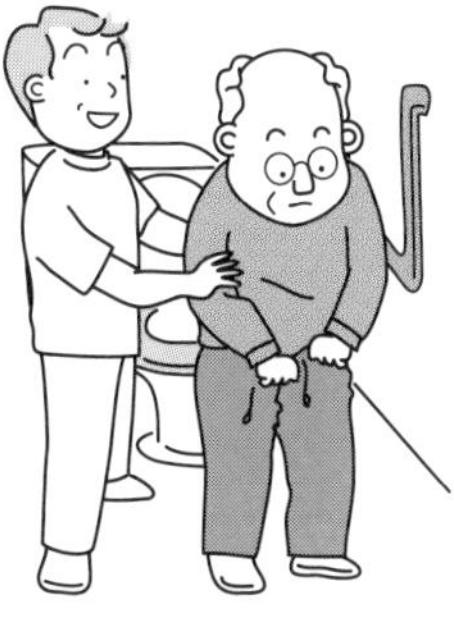

トイレを使う練習

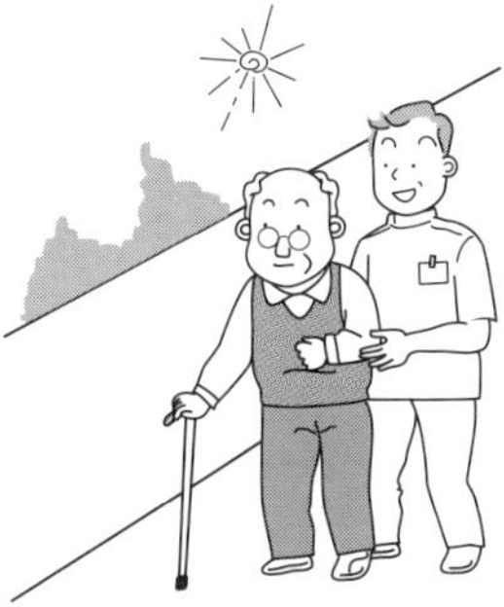

買い物や外出の練習

● 要介護度が軽度から重度の人まで利用できます

要支援の人から、要介護5の寝たきりの人まで誰でも利用可能です。自宅での生活を安全かつ自立して送れるよう、現在の身体機能を評価し、日常生活に即した移動のしかたや体の動かしかたを指導してくれます。退院後など自宅での生活に不安がある人は導入を検討するといいでしょう。

なお、要支援の人の場合は、自宅でのリハビリより、通所リハビリがふさわしいと判断されることが多いようです。

● 訪問リハビリテーション指示書が必要です

訪問看護と同様、主治医の指示書が必要です。病院や診療所、介護老人保健施設などが訪問リハビリの事業主体です。

● 何ができるようになりたいかを伝えましょう

利用者自身が「何に困っていて、何ができるようになりたいか」を伝えましょう。それに基づいて、理学療法士・作業療法士・言語聴覚士はどのようなリハビリを行うかを計画します。理学療法士・作業療法士・言語聴覚士が来訪するのは、多くて週に2回です。そのためリハビリの効果を上げるために、利用者が自分で日常的に実行できるようなプログラムをつくってくれることもあります。

● 人によってプログラムや目標は異なります

リハビリの目的は歩けるようになることだけではなく、トイレでの一連の動作が自分でできる、ベッドから起き上がれるようになるなど、人によってさまざまです。ひとりで病院に行かれるようになるために、訪問リハビリでバスや電車に乗る練習をする例もあります。

それぞれの状況に応じ、必要なリハビリや目標は異なりますので、ケアマネジャーや理学療法士・作業療法士・言語聴覚士と相談してみましょう。

● 訪問リハビリテーション事業所を選ぶポイント

訪問リハビリテーション事業所は地域に数か所しかない場合が多いので、空きがあるところに依頼するのが現実的です。

Check チェック　外来リハビリを受けている人は利用できません

病院の外来でリハビリを受けている人は、原則として訪問リハビリを利用することはできませんので注意が必要です。ただし、医療保険によるリハビリが終了する前1か月間は、スムーズな移行を目的として、介護保険による訪問リハビリの併用が認められます。

Check チェック　退院後、集中的にリハビリを受けたい場合

これまで1週間に6回が限度とされていた訪問リハビリの回数が、2021年より退院・退所後3か月以内の場合に限り1週間に12回まで認められることになりました。

退院直後など集中的にリハビリを受けたい場合は、訪問リハビリを選ぶといいでしょう。

費用のめやす

- 訪問リハビリテーションを20分利用　1回　308円

1回は20分ですが、一度に2回＝40分または3回＝60分とまとめてサービスをすることが多いようです。

代表的な加算に短期集中リハビリ加算があります。これは退院後3か月間集中的にリハビリを行うことに対し、1日200円が上乗せされるものです。

31 訪問入浴介護

居宅

要介護
要支援

自宅に浴槽を持ち込み、居室で入浴を介助するサービスです。看護師と介護職員の3名で訪問します。

ポイント 自宅に浴槽を持ち込んで入浴を介助します

浴槽の組み立てから入浴介助、片づけまでを40分程度で手際よく行います。基本は看護師1名＋介護職員2名ですが、利用者の体調が安定している場合は介護職員3名のみでも可能です。

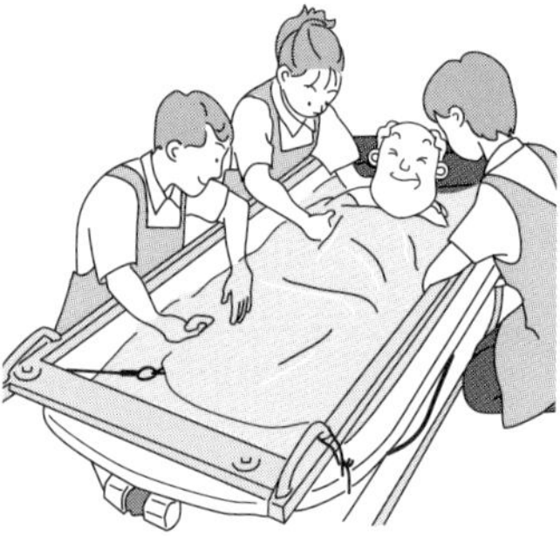

● 入浴介助の流れ

介護職員が入浴車の運転や浴槽等の用具の搬入と組み立てを担当します。入浴車にはボイラーがあり、そこで沸かしたお湯がホースで浴槽に入るしくみです。排水は利用者宅の浴室やトイレに流します。

看護師が利用者の体調を確認している間に、介護職員が入浴の準備を行います。利用者はベッドの上で服を脱ぎ、横になったままの姿勢で浴槽へ移り、そのまま洗髪・洗身、温まったあと上がり湯をして再度ベッドへ戻ります。この間およそ15分程度です。

利用には畳1畳分のスペースがあれば十分で、部屋の中は汚れたり濡れたりしません。シャンプーや石けん、タオル等は事業所が準備します。高層階に住んでいても、自宅

電子書籍・雑誌を読んでみよう！

技術評論社　GDP　検索

で検索、もしくは左のQRコード・下のURLからアクセスできます。

https://gihyo.jp/dp

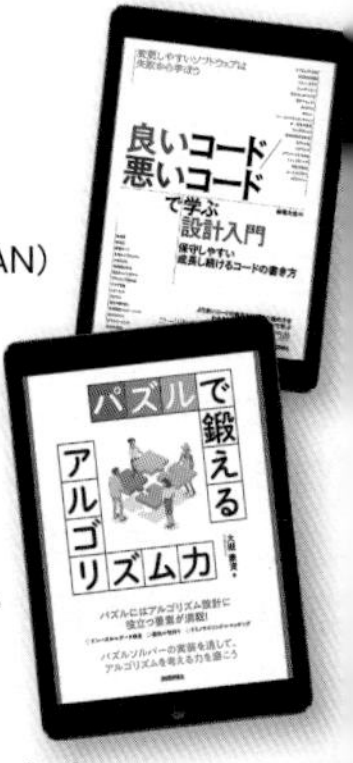

1. アカウントを登録後、ログインします。
【外部サービス（Google、Facebook、Yahoo!JAPAN）でもログイン可能】
2. ラインナップは入門書から専門書、趣味書まで3,500点以上！
3. 購入したい書籍を カート に入れます。
4. お支払いは「PayPal™」にて決済します。
5. さあ、電子書籍の読書スタートです！

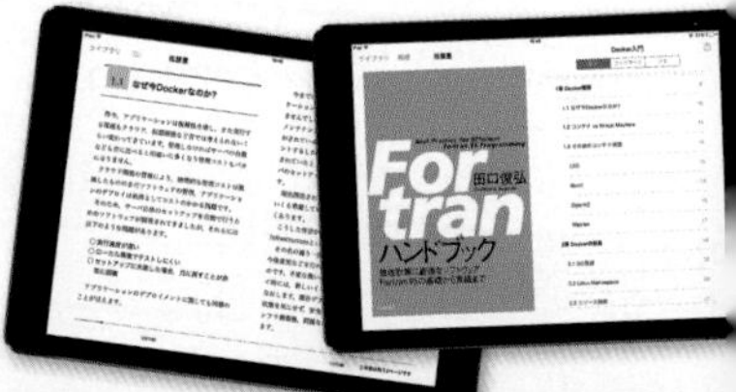

◉ご利用上のご注意　当サイトで販売されている電子書籍のご利用にあたっては、以下の点にご留意

インターネット接続環境　電子書籍のダウンロードについては、ブロードバンド環境を推奨いたします。

閲覧環境　PDF版については、Adobe ReaderなどのPDFリーダーソフト、EPUB版については、EPUB

電子書籍の複製　当サイトで販売されている電子書籍は、購入した個人のご利用を目的としてのみ、閲覧、ご覧いただく人数分をご購入いただきます。

改ざん・複製・共有の禁止　電子書籍の著作権はコンテンツの著作権者にありますので、許可を得ない

の浴槽からお湯を引くことでサービスの利用が可能です。

● 訪問入浴が向いている人

訪問入浴を利用しなくても、訪問介護や訪問看護を利用して自宅入浴できますが、浴室がない、浴室への移動が難しい、浴室が狭くて安全に介助できないなどの場合には、訪問入浴が適切です。訪問介護や訪問看護に比べると費用は2～3倍かかりますが、関わる職員の数や設備を考えると納得できるのではないでしょうか。

● 主治医に確認が必要な場合

入浴に際し、主治医の承諾や意見を求められることがあります。病状の変化が想定される場合や感染症がある場合などです。感染症があってもその日最後の順番にするなどすれば、入浴可能ですので、事業所と相談してみてください。

● 訪問入浴事業所を選ぶポイント

訪問入浴事業所は介護保険外のサービスで特色を出しているところがあります。入浴時のシーツ無料交換（シーツの無料貸与）や季節ごとの入浴剤や菖蒲湯やゆず湯などです。訪問入浴は地域に選べるほど事業所がない場合もありますが、こういった特色などを参考にしてもいいでしょう。

費用のめやす

- **1回** 1,266円（タオルやシャンプー、石けんなど含む）
  看護師がいない場合　1,203円（基本料金の5%減額）
  部分浴・清拭（タオルなどで体をふく）のみ　1,139円
- 要支援の場合 **1回** 856円（看護師＋介護職員の計2名）

32 定期巡回・随時対応型訪問介護看護

地域

要介護
指示書

認知症や要介護度が重い人でも自宅で生活が継続できるよう、24時間体制で看護や介護サービスを提供します。訪問看護サービス利用時は主治医の指示書が必要です。

ポイント 訪問看護＋訪問介護のサービスです

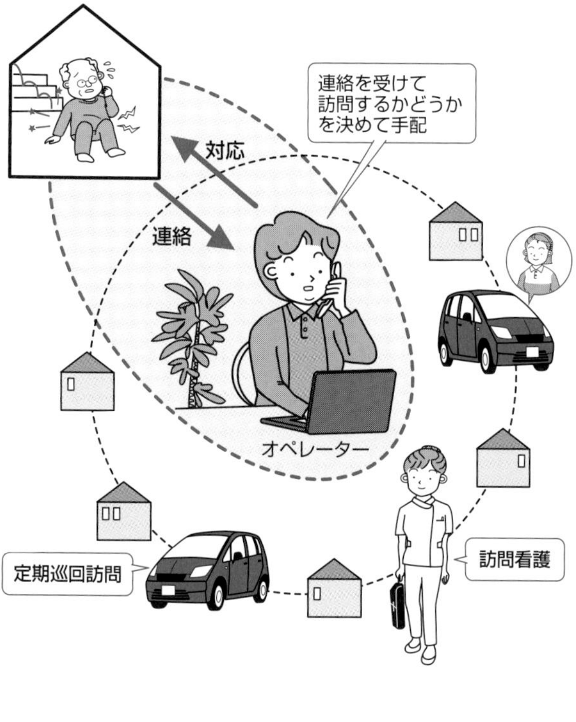

2012（平成24）年に創設されたサービスで、要介護者のみが対象です。「定期巡回・随時対応型訪問介護看護」は名前の通り、訪問介護と訪問看護の組み合わせによるサービスで、介護と看護のいずれかのみという利用はできません。

●定期巡回

訪問介護サービスと同様に、事前に決めた予定に従って提供されるサービスです。訪問介護サービスと異なる点は、1回当たりのサービス時間や回数・間隔等に制限がなく、 必要に応じ自由に計画を作成できるところです。

●随時訪問

利用者の状態が突然変わったり、困ったことが起きたりした場合に、臨時でサービスを受けることができます。

サービス事業所が緊急通報システムの端末を利用者に貸し出しますので、困ったときはこの端末を使って事業所に連絡します。

端末のボタンを押すと、サービス事業所のオペレーターにつながります。オペレーターはそこで状況を判断し、訪問介護員または訪問看護師が訪問するかどうかを決め、必要に応じて手配します。単に訪問時間を確認したいだけの場合や、認知症のために特に用件がなくともボタンを押してしまう場合など、必ずしも訪問が必要でないこともあるからです。

●訪問看護

訪問看護師が利用者宅に出向いて、医療的なサービスを提供します。定期的な訪問以外にも、訪問介護サービスと同様に、オペレーターの判断により臨時でサービスを実施することもあります。

また定期的な訪問看護サービスの提供を受けない場合も、利用者は必ず月に１回、訪問看護師によるアセスメントを受けることになっています。体調や病状などを気軽に相談するといいでしょう。

※ 訪問看護師は訪問介護サービスと同一事業者である場合（一体型）と別事業者（連携型）の場合があります。

● 定期巡回·随時対応型訪問介護看護サービス事業所を選ぶポイント

このサービスは地域密着型といい、事業を地域に導入するかどうかを市区町村が決めています。そのため全国すべての地域で利用できるとは限りませんし、ひとつの市や区に数か所しかないことも多いので、選択することが難しいのが現状です。

費用のめやす

料金は月当たりの定額料金で、要介護度により異なります。

- 要介護２で定期的な訪問看護を利用　　月 12,413円
  (アセスメントのみの場合　9,720円)
- 要介護２で 週2回 デイサービス利用の場合
  12,413円−(141円×デイサービスの回数８回)
  ＝11,285円

通所サービスや短期入所サービスを利用すると、その日数分費用が安くなります。

Check チェック 回数が多ければいいというわけではありません

訪問介護・訪問看護とも利用する回数・時間に制限はありません。ただし、必ずしも多く使ったほうが利用者本人のためになるというわけではありません。担当ケアマネジャーや定期巡回・随時対応型訪問介護看護サービス事業所の計画作成責任者※と相談し、適正なサービスを受けるようにしましょう。

※ 計画作成責任者とは、定期巡回・随時対応型訪問介護看護サービス事業所に配置することが義務づけられた職種で、ケアプランに沿いつつも独自の判断でサービスの内容や回数・日時を決めることができます。

Column 地域密着型サービスと住所地特例について

地域密着型サービスは、市区町村がサービス事業者の指定や指導を行い、利用対象者はその市区町村の住民のみというしくみです。

一般的な介護サービスよりも、より地域に密着し、生活圏域内でのサービス提供を目的としています。

定期巡回・随時対応型訪問介護看護サービスは、サービス付き高齢者向け住宅(サ高住 →P.151)に併設されていることがありますが、サ高住のある市区町村外から転居してこのサービスを利用するためには、住民票をその市区町村に移すことが必要です。

サ高住のある市区町村にとっては、新たに転入してきたサ高住の住人の介護給付費が負担になるため、住所地特例というしくみがあります。これはサ高住に転居する前の住所地の保険者が、住民票異動後も保険者として介護給付費を負担し続けるというものです※。

※ 住所地特例の対象となる施設はほかに、特別養護老人ホーム(特養)、介護老人保健施設(老健)、有料老人ホーム、ケアハウス、養護老人ホームなどがあります。なお、一定の要件を満たしていないと、サ高住は住所地特例の対象となりません。

33 夜間対応型訪問介護

地域

要介護

夜間(18時〜8時)に自宅に訪問し、介護を行うサービスです。必要に応じ訪問するサービス(随時訪問)と、あらかじめ決めてある時間に訪問するサービス(定期巡回)とがあります。

ポイント 夜間に訪問して介護を行うサービスです

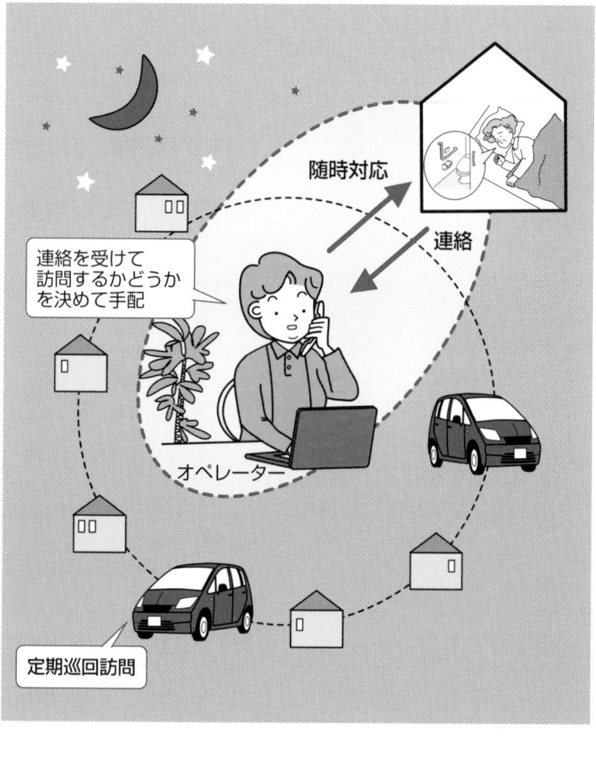

● 随時訪問と定期巡回があります

事業所により異なりますが、多くはボタンを押すだけでオペレーションセンターにつながる端末を貸し出しています。

夜間、体調が悪くなったり排泄をしたくなったりと困りごとが生じた際に随時、この端末でオペレーターに連絡してヘルパーに来てもらうことができる随時訪問タイプと、あらかじめ決めた時間にヘルパーが来て身の回りの世話をする定期巡回タイプとがあります。両タイプの組み合わせも可能です。

● 夜間対応型訪問介護事業所を選ぶポイント

夜間専門のサービスのため事業所数が少なく、どの地域でもこのサービスを利用できるわけではありません。

地域にこのサービスがあるかは、ケアマネジャーに尋ねたり、介護保険事業所一覧（介護保険課や地域包括支援センターにある）などで調べたりしてみてください。

費用のめやす

- 夜間介護に来てもらう契約の基本利用料　月 989円

  これに加え、訪問の料金を回数分上乗せします。

  定期巡回　1回　372円

  随時訪問　1回　567円
- 要介護度による料金の差はありません。
- 定期巡回・随時対応型訪問介護看護事業所でも同様のサービスが受けられます。

34 福祉用具レンタル（福祉用具貸与）

居宅

要介護
要支援

ベッドや車いすなど、生活をしやすくするための介護用品を貸し出すサービスです。要介護度により、借りられるものと借りられないものがあります。

ポイント 介護保険で介護用品をレンタルできます

● 要支援または要介護１で利用できるもの

・歩行補助つえ※1

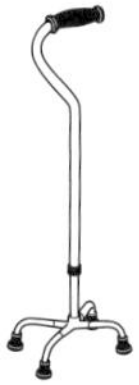

月 100円～200円位

・歩行器（シルバーカーも含む）

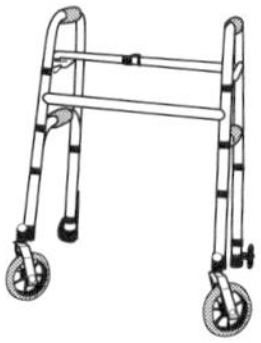

月 200円～400円位

※１ ステッキタイプは対象となりません。

・手すり※2

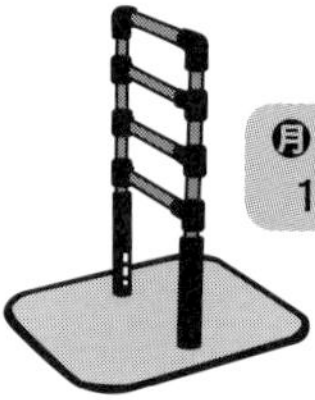

月 200円～1,300円位

・スロープ※2

月 400円～1,800円位

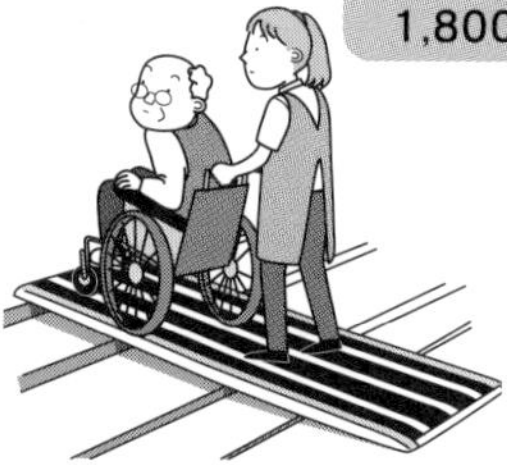

※２ 工事をともなう場合は住宅改修です。

要支援、要介護１の人は原則として、車いす、特殊寝台、移動用リフトなどを借りることができません。

2024（令和6）年の報酬改定により、一部の品目（歩行器、多点杖、単点杖、スロープ）についてはレンタルと購入を利用者が選択できるようになりました。長く使うことが想定される用具の場合、購入をしたほうが利用者の負担が軽くなることが考えられるためです。

● 要介護2以上から利用できるもの

- 車いす（電動車いす、電動カート含む）と付属品（クッションなど）

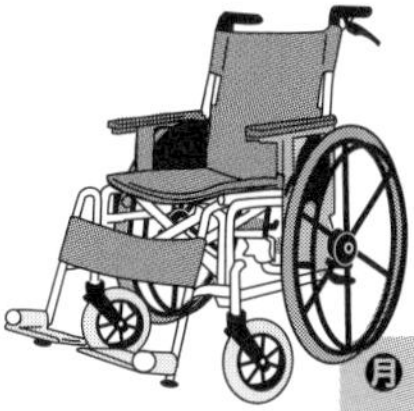

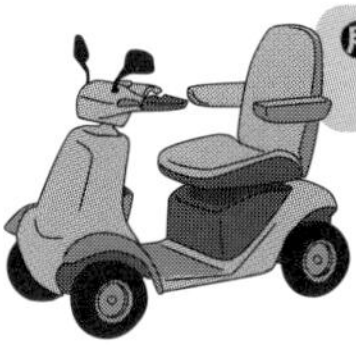

月 1,500円～
3,000円位

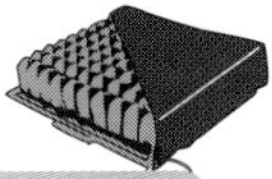

月 100円～
500円位

月 300円～
800円位

- 特殊寝台（介護ベッド・電動ベッド）と付属品（マットレスや柵など）

月 700円～
1,300円位

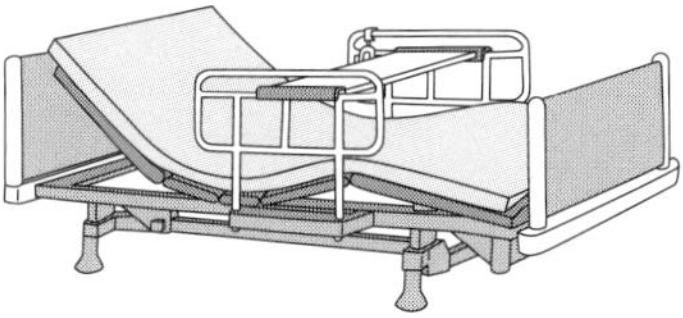

- 床ずれ防止用具（エアーマット）

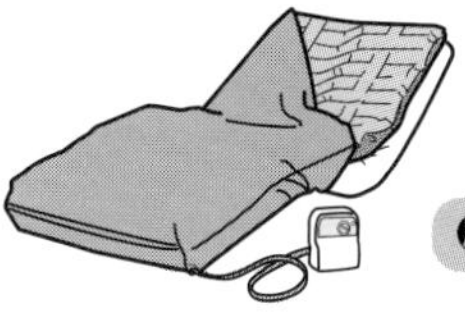

月 500円～ 1,200円位

• 体位変換器（起き上がり補助装置含む）

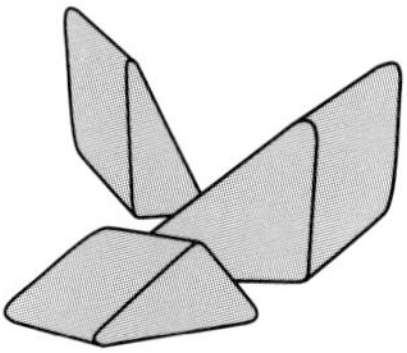

月 150円～
800円位

• 認知症老人徘徊《はいかい》感知機器

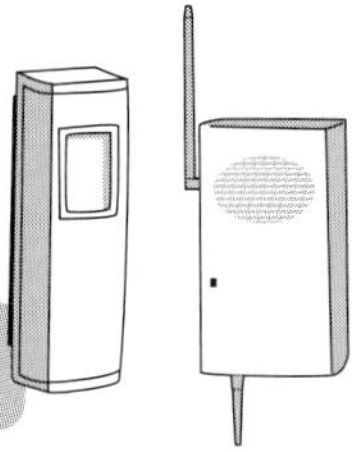

月 500円～
900円位

• 段差解消機（車いす昇降機）
• 移動用リフト（つり具の部分を除く）
• 浴室用リフト

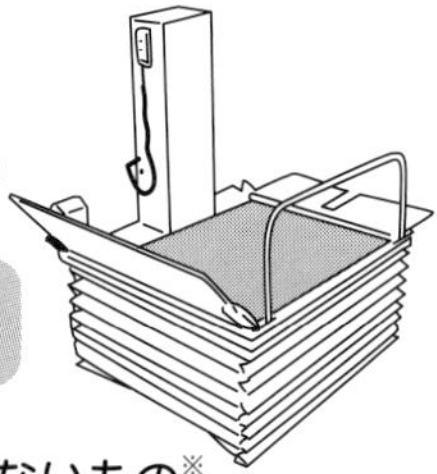

月 1,000円～
5,000円位

● 要介護度4以上でないと利用できないもの※

• 自動排泄《はいせつ》処理装置の本体部分

※ 原則として要介護1～3の人は利用できません。

金額は、1割負担の例です

ポイント 用途や使い方を伝えて選びましょう

福祉用具には、さまざまな種類があります。車いすの場合でも、自走式（自分でこぐ）と介助式（介助者が操作する）、電動式と3タイプあります。同じタイプでも、サイズや機能は異なりますので、「誰が操作するのか」「どこで使うのか」「どのように使いたいのか」などの希望を、福祉用具専門相談員に伝えることが大切です。

また、外出時に使うといっても、車に積み降ろしするのか、載せる車のトランクの形状はどうなのか、誰が積み降ろしするのかにより、どの車いすを選択するかが変わります。
福祉用具は、利用者の状態の変化に合わせて、何度でも借り換えできますので、ケアマネジャーや福祉用具専門相談員に相談してみましょう。

● 消毒やメンテナンスはどうなっているの？

「レンタルは人が使ったものだから嫌だ」と言う人がいますが、事業所ではきちんとメンテナンスや消毒をしています。気になる場合は、「マットレスだけは新品を入れてほしい」などと依頼すると、便宜を図ってくれることもあります。
通常の使用方法で不具合や摩耗などが生じた場合は、無料で交換・修理してもらえます。たとえば、マットレスは長い間使用すると、へたりや片減りが生じます。無料で交換してくれますので、依頼してみましょう。無料修理交換の範囲は、重要事項説明書などで確認してください。

● 福祉用具レンタルと購入の選択ポイント

歩行器、多点杖、単点杖、スロープはレンタルと購入を選べるようになりましたが、選択のポイントはいくつかあります。
レンタルの場合は半年に1回の専門相談員による点検が義務付けられますが、購入品は必要に応じメンテナンスを行うというルールですので、こまめな調整やメンテナンスを希望する場合にはレンタルのほうが良いでしょう。
またレンタルより購入のほうが安価になる場合もありますが、体調や体の動きなどに変化が見込まれる場合は、変化のつど体に合ったものに借り換えるほうが合理的です。
用具が不要になった場合の処分方法まで考えて選ぶようにしましょう。

Check チェック　入院・入所の際は連絡を！

福祉用具を借りていて入院や入所した場合、そのまま自宅に用具を置いておくと、全額自費となることがあります。入院中や入所中は居宅サービスが利用できないためです※。１週間や２週間など、短期間でしたら問題ありませんが、１か月以上となる際は必ず事業所に連絡しましょう。

※ 病状や身体状態によっては、所定の手続きを踏んでレンタルが認められることもあります。

費用のめやす

レンタルは1か月単位（事業所によっては半月単位）で利用料金が発生します。統一価格ではありませんが、全国平均価格の公表や価格の上限設定が適用されています。上限設定は１年に１回程度行われる予定で、利用者にとっては安価に借りられることになります。

- ベッドとマットレス、サイドレール、サイドテーブルを借りた場合　㊊ 約1,700円程度

35 特定福祉用具販売

居宅

要介護
要支援

レンタルすることができない福祉用具を購入した場合、購入費の9割から7割が、介護保険から支払われるしくみです。

ポイント 介護保険で福祉用具を購入できます

1年間に10万円まで※1使うことができますが、基本的に同じ品物を購入することはできません※2。

※1 4品目が新たに購入対象品となりますが、上限額の変更は実際の運用が始まってから検討される予定です。

※2 通常の使用方法で、破損や著しい汚染が生じた場合はその限りではありません。

● 福祉用具販売の対象となる品目

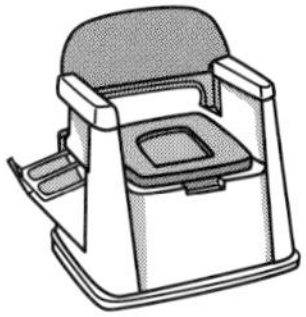

- 腰掛け便座
- 入浴補助用具

体を洗う際のいすや浴槽の中に沈めてまたぎを楽にする浴槽台などが代表的です。

- 特殊尿器(自動排泄《はいせつ》処理装置の交換可能部品)

レンタルにそぐわない部品(排泄物を溜めるタンクや管、排泄物を受けるレシーバーなど)が購入対象となります。そのほか、簡易浴槽、移動用リフトのつり具の部分なども購入対象です。

memo ポータブル水洗トイレ

ポータブルトイレのどこにでも移動可能な点と、水洗トイレの清潔感をあわせもった、居室への後付可能な水洗トイレです。本体価格は20万円台から50万円台と幅があります。また設置工事費は自己負担となります。

● いったん全額を支払い、負担割合に応じて戻ってきます

市区町村により事前申請が必要なところと、事後申請で済むところとがあります。手続きはケアマネジャーや福祉用具専門相談員がしてくれますので、相談してみましょう。

基本的には利用者がいったん全額を支払い、後日９割から７割が返還される「償還《しょうかん》払い」というしくみです。

１年間で10万円という上限がありますが、新年度になると新たに10万円の権利が付与されますので、高額の福祉用具を複数購入する場合は、年度を変えるという工夫をしてみてもいいでしょう。ただし、繰り越しはできません。

● 特定福祉用具販売の事業所を選ぶポイント

金額の違いもポイントとなりますが、実際の購入前に無料で同等品を試すことができる事業所は安心です。カタログで見るだけでは、使い勝手やサイズ感などがわかりにくく、買っても結局使わないということにもなりかねません。

Check チェック　ホームセンターなどで買った場合はどうなる？

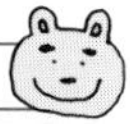

車いすやポータブルトイレなどは、ホームセンターやドラッグストアでも販売されていますが、福祉用具販売の指定事業所となっていない店舗で購入した場合は、償還払いの対象となりませんので、いくら割安であっても注意が必要です。

36 住宅改修

居宅

要介護
要支援

福祉用具の購入やレンタルでは生活環境が整わない場合、介護保険を使って住宅を改修することができます。

ポイント 20万円までの住宅改修に介護保険が使えます

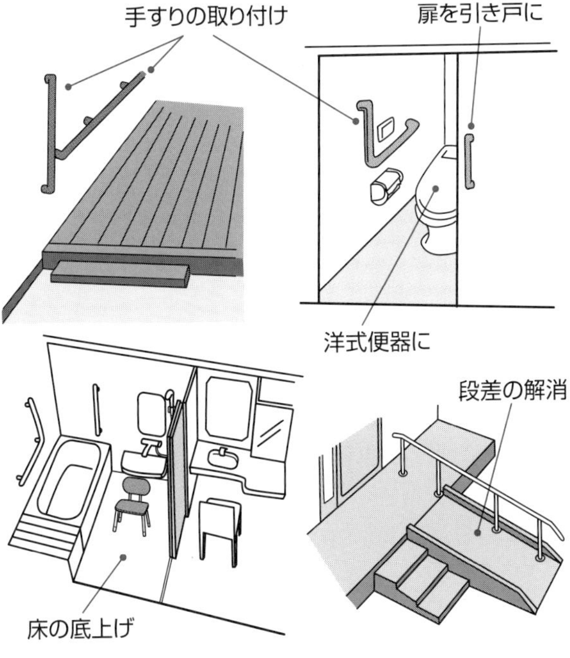

手すりの取り付けや段差の解消、便器の交換（和式から洋式へ）など、ひとりの利用者につき20万円までの工事費用の9割から7割が、介護保険から支払われるしくみです。

● 対象となる工事

①手すりの取り付け
②段差の解消
③滑りの防止および移動の円滑化等のための床または通路面の材料の変更
④引き戸等への扉の取り替え
⑤洋式便器等への便器の取り替え
⑥その他、住宅改修に付帯して必要となる住宅改修

● 対象となる家屋

改修工事は原則として自己（家族）所有の家屋が対象となっていますが、所有者の許可が得られれば賃貸住宅や公団住宅などでも認められます。

ただし自己所有であっても、住民票のある市区町村外の住所の場合は、給付の対象となりません。

● 改修前に保険者への申請が必要です

事前に図面や現状の写真、理由書等の書類を揃えて保険者（市区町村）へ申請する必要があります。申請をせずに着工してしまうと、９割から７割の給付を受けられないことがありますので、注意が必要です。

また、申請が受理され、工事を行った後も、写真を撮影し、事後報告と償還《しょうかん》払いの申請をする必要があります。

● 償還《しょうかん》払いと受領委任払いがあります

　基本的には全額費用を支払ったのち、９割から７割が保険者から戻る「償還払い」という方法を取りますが、事業所によっては「受領委任払い」を選ぶこともできます。

　受領委任払いの場合は、最初から利用者は工事費用の１割から３割のみを事業所に支払い、９割から７割分は保険者から事業所へ支払われるため、利用者にとっては負担が少なくてすみます。

● 工事費が20万を超えた場合は？

　改修内容や箇所によっては、工事費用が20万円を超過することがありますが、その場合は20万円を超えた分が全額自己負担となりますので、注意が必要です。

　たとえば25万円の工事をした場合は、20万円の１割と超過分の５万円の計７万円を負担することになります。

● 市区町村独自の助成もチェック

　また市区町村によっては、介護保険以外の助成も併せて受けられることがあります。ケアマネジャーや保険者に相談してみましょう。助成が受けられる場合も、介護保険とはまた別に事前の申請手続きが必要となります。

● 住宅改修費は分けて使うこともできます

　住宅改修費はひとりにつき20万円までとなっていますが、一度に使い切らず何回かに分けて工事することが可能です。

　転居した場合や要介護度が一度に３段階以上重くなった場合は、新たに20万円の給付を受けられることを知っておくといいでしょう。

● 早めに着手しましょう

住宅改修は、見積もりから工事終了までおよそ1か月はかかります。退院後の住環境を整えるというような場合は、できるだけ早く準備を始めたいものです。ただ、工事後に利用者が退院できなかった場合や、工事中に亡くなってしまった場合は給付が受けられませんので、注意が必要です。

● 住宅改修の事業所を選ぶポイント

工事はどの工務店・施工業者でも構いませんが、介護保険の住宅改修工事を手がけたことのない業者ですと、必要な書類作成や手続きについて知識がないことがあります。特に業者にこだわりがないのであれば、福祉用具の販売やレンタルを行っている事業所を選ぶと、手続きがスムーズに行われるでしょう。

なじみの大工さんや、自宅の施工業者などに工事を頼むこともできますが、その場合、介護保険利用に必要な事前の手続きや書類作成をしてもらえるかどうかの確認をすることが必要です。手続きを知らずに工事をしてしまって、介護保険給付を受けられなかったという事例が少なからずあります。

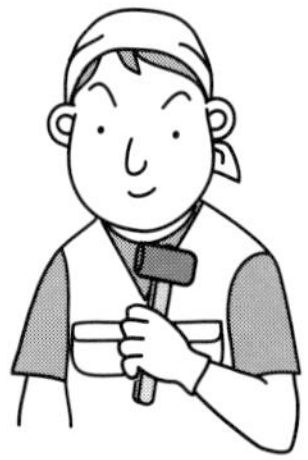

37 居宅療養管理指導

居宅

要介護
要支援

医師・歯科医師・薬剤師、栄養士などが、通院が難しい利用者の自宅に訪問し、療養に必要な指導や助言を行うサービスです。

ポイント 医師や薬剤師などが指導や助言を行います

介護保険でまかなわれるのは、指導や助言についてのみで、治療や診察は医療保険により行われます。

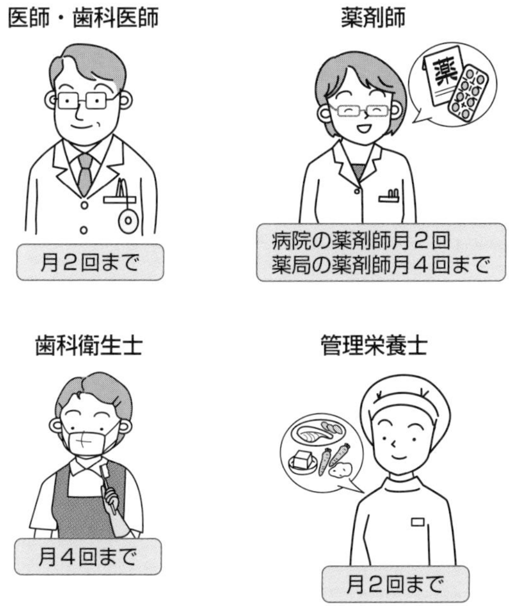

● 通院困難な人向けのサービスです

病院やクリニックへの通院が難しい人や、定期的な病状把握が必要な人が対象です。要介護度とは関係なく、通院が困難であると医師が判断すれば利用可能です。

居宅療養管理指導費は介護保険から支払われるので、要介護認定（要支援も可）を受けていることが前提となります。

● 医療的な指導や助言を行います

医師、歯科医師、歯科衛生士、薬剤師、管理栄養士がサービス提供者です。

医師や歯科医師の場合、月１回以上利用者の自宅を訪問し、療養や介護サービスに関する指導や助言を行います。同時に診察や治療・処方も行いますが、こちらは医療保険の対象です。

歯科衛生士、薬剤師、管理栄養士は主治医の指示のもと、利用者の自宅を訪問し、医師同様に指導や助言を行います。

● 専門職とケアマネジャーが連携します

すべての担当者は、ケアマネジャー等に利用者に関する情報提供や介護サービスに関するアドバイスをするなど、連携を取ることが義務付けられています。当然家族に対する援助も業務に含まれていますので、疑問点や相談ごとは遠慮なく投げかけてみましょう。

費用のめやす

- 自宅で訪問診療を受ける場合※1

在宅時医学総合管理料（医療保険）

月 395円～5,385円

在宅患者訪問診療料（医療保険） 1回 187円～888円

居宅療養管理指導（介護保険） 1回 260円～299円※2

※1 月2回訪問診療を受ける場合の例です。

※2 在宅時医学総合管理料を算定しない場合は、446円～515円です。

これらを合わせた金額がかかります。金額に幅があるのは、患者の住んでいる場所※3や、医療機関の体制によるものです。

※3 患者が住んでいる場所が一軒家ないしマンションなどであっても、建物内に他の患者がいなければ一番高い料金となります。これは診療に出向く医師の負担を加味したしくみです。

さまざまな加算もあり、たとえばターミナルケア加算（3,500円～6,500円）や看取り加算（3,000円）などです。一般的には、月7,000円※4程度がめやすといわれています。

※4 医療保険の自己負担率が1割の場合。

Column 訪問診療

訪問診療は定期的に（週に1回、月に2回など）患者の自宅に医師が出向いて、計画的に診療をすることを意味します。それに対し往診は、体調が悪いときに臨時で医師が自宅に行くことをさします。

訪問診療の費用は訪問診療料と在宅時医療総合管理料（在医総管）のほか、さまざまな加算等で決まります。

訪問診療を行う病院や診療所にはさまざまな種類がありますが、24時間体制で往診が可能な「在宅療養支援病院・診療所」であればより安心です。

自宅から通ってサービスを受ける

38 通所介護（デイサービス）

居宅

要介護

一般的にはデイサービスとして知られています。1か所に高齢者が集まり、日中の時間を過ごします。昼食や入浴、体操や楽しみの時間などのプログラムがあります。

ポイント 高齢者が集まって日中を快適に過ごします

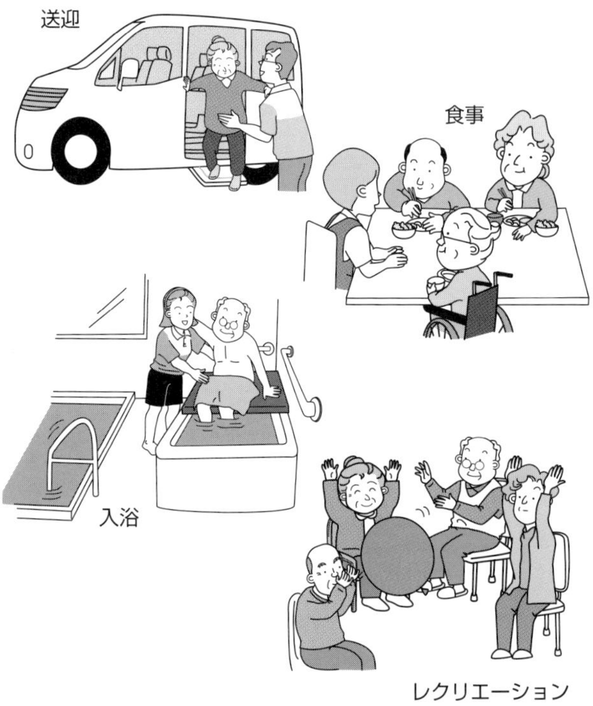

デイサービスは、高齢者が集団で日中の時間を過ごし、人との交わりを楽しんだり、趣味活動や体操等で活発に過ごしたりする場所です。

● デイサービスを選ぶポイント

デイサービスでどのようなことをしたいのか、好きなことは何なのかなどをケアマネジャーに伝えると、条件に合ったところを探してくれます。

しかし、利用者の雰囲気や職員の対応などは、実際に行ってみることが一番です。事前に何か所か見学して、雰囲気や実際のようすを確かめることをお勧めします。

・サービスの提供時間

午前・午後のみのところもありますし、ほぼ終日というところもあります。利用料金はサービス提供時間（1時間刻み）ごとに設定されています。

・どんなプログラムがあるか

入浴やリハビリの有無のほか、昼食や夕食の提供の有無や、送迎の有無等、外出イベントがあるところなど、それぞれの事業所ごとに特色があります。

・事業所の規模

10人規模の少人数制のところから、40～50人といった大人数制のところまで、事業所の規模もいろいろあります。事業所の規模ごとに利用料が定められており、規模が大きくなるほど利用料が低く設定されています。

※ 感染症や災害の影響で利用者の人数が減った場合、一定期間利用料を3%高くすることが2021年に認められました。

・どんな利用者が集まっているか

認知症の利用者に特化したデイサービスや、比較的軽介護度の利用者が多く集まるデイサービスなどもあります。

費用のめやす

・要介護2の人が7時間以上8時間未満のデイサービスを利用

サービス料の1割負担777円＋食費600円前後＋入浴をしたら40円 ＝1,417円程度

レクリエーションの一環で生け花→花代は実費

外出レクリエーション→外食費や入園料等は実費

Check チェック お泊りデイサービス

日中は一般のデイサービスで夜はそのまま宿泊ができる、いわゆる「お泊りデイサービス」というサービスがあります。何らかの事情で自宅では生活できない人や、特養の入所待ちをしている人には便利なしくみです。

デイサービスは介護保険サービスですが、宿泊には介護保険が適応されません。費用は一般的には、宿泊費1,500～3,000円、食費（夕朝食）700～1,000円などがかかるようです。

職員の人数や利用定員、設備などについてガイドラインは定められていますが、施設により条件はさまざまです。利用を検討する際は、事前に見学に行くようにしましょう。

ポイント 地域密着型通所介護 地域 要介護

1日の利用定員が18名以下のデイサービスや療養通所介護を指します。指定・監督者が市区町村なので、利用者は、サービス事業所のある市区町村に居住している人のみです。

ただし、デイサービスのある市区町村が同意し、他の市区町村が指定すれば、他の市区町村の住民も利用できます。

なお、2016（平成28）年4月以前から、近隣の市区町村から該当のデイサービスに通っている場合は、継続して利用できますが、新たにサービスを利用する場合は、他の市区町村からは利用できません。

● 住民票がどこにあるかは要チェック！

ケアマネジャーがうっかりして、住民票と異なる地域のサービスをケアプランに組み込んでしまうことがあります。

この場合、介護保険は適用されませんので、利用料全額（10割）が本人負担となってしまいます。少人数制のこぢんまりしたデイサービスの場合は、地域密着型である可能性が高いので、注意が必要です。

● 療養通所介護

難病など重度の要介護者、がん末期または気管切開をしているなど医療的なケア、常に看護師によるケアを要する人を対象とし、入浴、排泄、食事などの介護を行うデイサービスです。送迎時からデイサービス利用時まで、常時必要に応じ看護師のケアを受けられますので、一般的なデイサービスの利用を断られるような人も利用可能です。

サービス利用料は、1か月の定額制です。

39 認知症対応型通所介護

地域

要介護
要支援

一般のデイサービスと異なり、認知症の人に特化したデイサービスです。認知症の人が閉じこもりきりにならず、できるだけ長く自宅で生活ができるよう支援します。認知症の診断を受け、かつ要介護認定を受けている人が対象です。

ポイント 認知症の人に対するデイサービスです

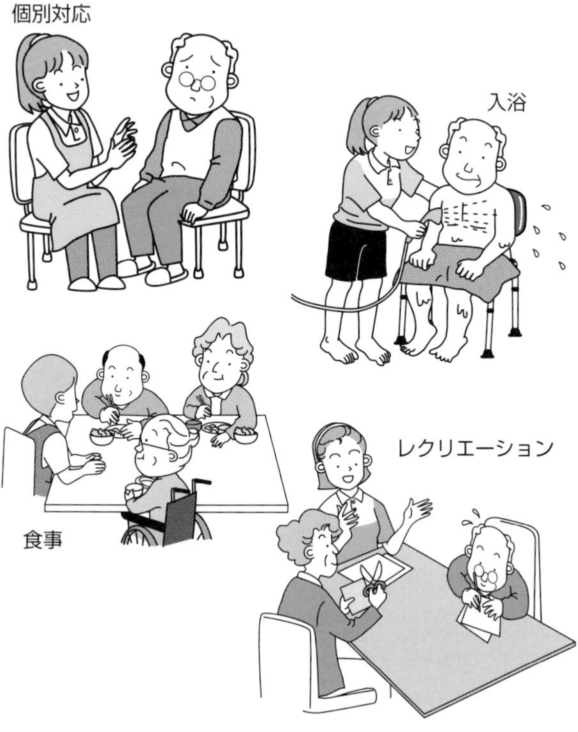

● 食事や排泄《はいせつ》を手伝ったり、機能訓練したりします

認知症の人が自身で行いにくくなっている日常生活機能（排泄や入浴、食事）を補ったり、機能訓練をしたりすることで、できるだけ自宅での生活が継続できるように支援します。

家族の負担を軽減すること（レスパイトケア）も、目的のひとつです。

● 少人数で一人ひとりに合わせた対応が可能です

一般的なデイサービスと併設されているところや、単独で行われているところがあります。定員は12名と少なめですので、一人ひとりに合わせた対応をすることができます。

なお、共用型と呼ばれる、グループホーム※へ通う方式のサービスもありますが、定員が３名であることや、実施しているグループホームがあまり多くないことから、利用している人は少数です。

※ 認知症の高齢者が少人数で生活をする施設です（➡P.160）。

● 認知症対応型通所介護事業所を選ぶポイント

一言で認知症と言っても、状態や症状はさまざまです。一度見学をして、実際のようすを見てみるといいでしょう。男女比や日中の過ごしかたなど、利用を考えている人に合うかどうかを確認しておくことが大事です。

費用のめやす

- 要介護２の人が７時間以上８時間未満の認知症対応のデイサービスを利用　**1回**　1,102円

入浴をすると40円、個別機能訓練をすると27円追加となります。食費は実費です。

40 通所リハビリテーション（デイケア）

居宅

要介護
要支援

一般的にはデイケアとして知られていることが多いサービスです。デイサービスよりリハビリに重点を置いており、個別リハビリや集団体操など、体を動かす時間が多くあります。

ポイント リハビリや体操を行って日中を過ごします

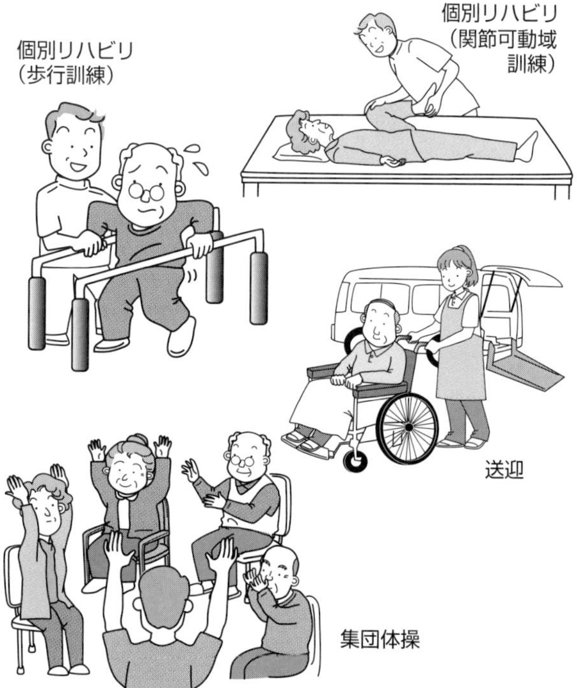

● 医療施設で行います

事業を行っているのは、病院や老人保健施設などの医療施設です。サービス形態はデイサービスと似ていますが、リハビリを目的としているため、デイサービスほどレクリエーションや食事、入浴などのサービスが充実していない事業所が多いようです。

● 主治医の承諾が必要です

リハビリは専門の職員（理学療法士・作業療法士など）が医師の指示のもと、利用者ごとに評価し、計画を作成したうえで個別に行います。訪問リハビリ同様、病院の外来リハビリとの併用は原則できませんので、注意が必要です。また利用に当たっては、主治医の承諾が必要です。

● リハビリのあるデイサービスとの違い

最近ではリハビリに特化したデイサービスが多くなってきました。パワーリハビリと呼ばれる運動器具を揃えているところや、レッドコードという天井から下がっている赤いひもにつかまって運動する設備があるところなど、それぞれ特色を出しています。

楽しく運動をしたいという人は、リハビリのあるデイサービスを、医療的管理が必要な人や専門の療法士による個別のリハビリを受けたい人はデイケアを選択するのが一般的なようです。

どちらを選択するか決めかねるようであれば、両方見学に行ってみるといいでしょう。

● デイケアを選ぶポイント

デイサービスと同じように、利用時間の長短や食事・入浴の有無、利用者の雰囲気や人数等が自分の希望に合っているかをチェックします。

・リハビリの内容

デイサービスと違って、リハビリを主目的としていますので、どのようなリハビリを受けられるのかといったところに注目する必要があります。1日のプログラムを聞いてみると、リハビリにかける時間や内容のイメージがわきますので、ぜひ確認しましょう。

・サービスの提供時間

午前・午後のみのところもありますし、ほぼ終日というところもあります。利用料金はサービス提供時間（1時間刻み）ごとに設定されています。

・事前の見学を

ケアマネジャーもある程度情報をもっていますが、やはり利用する人自身の見学をお勧めします。

Check チェック　外来リハビリを行っている人は利用できません

病院に通院してリハビリを受けている人は並行してデイケアに通うことはできませんので、注意が必要です。

¥ 費用のめやす

・要介護2の人が7時間以上8時間未満の通所リハビリテーションを利用　**1回**　903円

入浴をすると40円、短期集中リハビリを行うと110円の加算となります。リハビリマネジメント加算793円（月）がかかることもあります。

食費は実費で500～700円程度かかります。

41 短期入所生活介護（ショートステイ）

居宅

要介護
要支援

一般的にはショートステイという呼び名で知られるサービスです。家族の不在時や、介護者の負担軽減のために、施設に宿泊し、身の回りの世話を受けられるようになっています。

ポイント 特養などの施設に短期間宿泊します

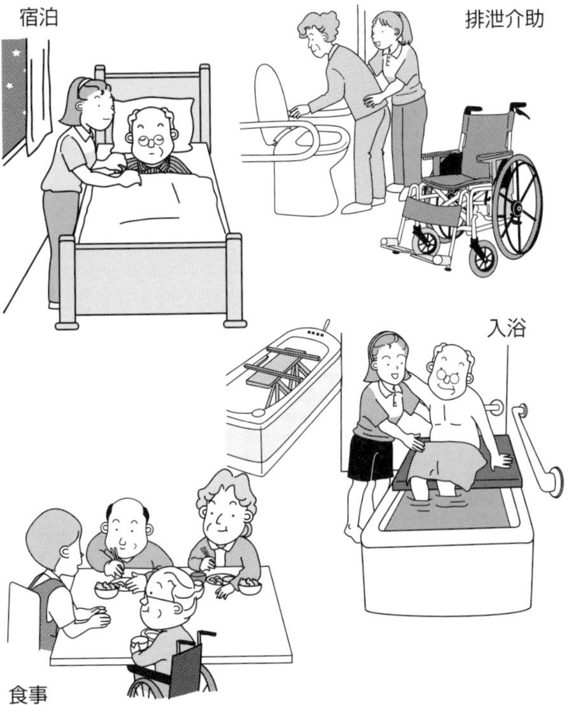

● 特別養護老人ホームや有料老人ホームの空きベッドなどを利用します

　一番多いのは、特別養護老人ホームの一部を利用するタイプです。ホームにより、個室や多床室（相部屋。４人部屋が主流）などがあります。他には有料老人ホームの空きベッドを使用するタイプや、ショートステイのみを専門に行っている施設などもあります。

● 施設ごとにサービスや準備するものが異なります

　ショートステイ中にリハビリを受けられる施設や、理美容サービスを受けられる施設などもあります。

　また、宿泊数分の着替えやおむつが必要なところと、全く必要のないところがあり、施設によって利用の際の条件が異なります。医療処置についても、インスリン注射や経管栄養などが可能な施設と、そうでない施設があります。

　さらに送迎の有無や、入退所の際に家族が同行する必要があるかないかなどもさまざまですので、ケアマネジャーなどから情報を収集しておきましょう。

ポイント　ショートステイを利用するには

　一般的には、利用希望日の1～3か月前にケアマネジャーを通じて申込みをします。実際の利用前に、施設側がその利用者を受け入れられるか、利用者自身がその施設で安全に過ごせるかどうかを見極めるための「お試し利用」という２泊程度の宿泊が必要とされることも多いようです。

　もちろん「緊急ショートステイ」といって、何らかの事情で急遽利用が必要となった場合のために用意されている部屋もありますが、できれば日頃から本人に合う施設を探しておくと安心です。

memo **緊急ショートステイ**

介護をしている家族が急病や事故などで介護ができなくなった場合や、虐待の可能性が発見された際の緊急避難先としてショートステイを利用できるよう、特養などに空きベッドを用意しておくしくみです。

ポイント ショートステイには保険外費用がかかります

● 利用料は部屋タイプなどで異なります

施設や部屋のタイプにより１日当たりの利用料は異なります。同じ施設内であれば、個室も多床室も利用料は同じですが、個室の中でもユニット型という、10名で１つの生活単位とするつくりの施設の場合は、さらに費用が上がります。

利用する人が安心してなじめる環境であることが一番なので、費用だけにとらわれず、さまざまな視点から施設選びをすることが大切です。

有料老人ホームの空きベッドを利用するタイプのショートステイや、ショートステイ単独型の施設は、居住費が高額な設定となっていることもありますが、その分居室をはじめとする設備が整っているというメリットもあります。

● 利用日数分費用がかかります

ショートステイの費用は、旅館やホテルなどと違って１泊２日でいくらとは数えません。

2泊3日で利用した場合は、3日分の費用がかかります。利用日数で費用を算定しますので、注意が必要です。

● 所得や資産に応じた減免制度もあります

介護保険でまかなわれない費用（食費・居住費）は、所得や資産に応じて減免されるしくみ（➡P.191 特定入所者介護サービス費＝補足給付）がありますので、ケアマネジャーに相談してみてください。

● ショートステイを選ぶポイント

・個室か相部屋か、提供サービスの有無

施設により、個室と多床室（相部屋）があります。日中の過ごしかた、リハビリの有無、送迎の有無、入退所時間（午前に入所し午後退所するパターンや、午後に入所し午前に退所するパターンなど）など、さまざまです。

・お試し利用や健康診断書について

また実際に利用する前に、お試し利用を必要とする施設や、健康診断書を求められるケースもあります。

・申込みの時期

基本的には1～3か月前の予約が必要ですが、有料老人ホームの空き室利用タイプのショートステイは、部屋が空いていれば、直前の申込みが可能なところもあります。

・利用可能日数

特別な事情がない限り、要介護認定の期間の半分を超えての利用はできないことになっています。認定期間が1年の人であれば6か月まで、2年間であれば1年までです。

連続利用は30日までですが、31日目を自費扱いにすることで、32日目以降を引き続き介護保険利用とすることができます。

費用のめやす

・要介護2の人が（4人部屋を）利用する場合の基本利用料

1日 672円

このほか食費1,445円、居住費915円などの実費がかかります。送迎を頼む場合は片道184円、緊急受け入れの場合は1日90円が加算されます。

・要介護2でユニット型（の個室）を利用する場合の基本利用料

1日 772円

食費は同額ですが居住費は1日2,066円となります。

memo　在宅・入所相互利用（ベッドシェアリング）

自宅で過ごすには不自由があるけれど、入所せず自宅での生活を続けたいという人向けのサービスです。特別養護老人ホームに1～3か月間入所し、その間に体調や生活環境を整え、また自宅に戻るというしくみで、自宅と施設を交互に行き来します。

複数の人が計画的に入所する（ベッドをシェアする）ことで、特別養護老人ホームの入所者を増やさず、在宅生活を継続できるようにするという目的のサービスですが、実際にこのサービスを実施している事業所は非常に少ないのが現状です。

ショートステイと似ていますが、施設に入所する施設サービスですので、利用期間中は入所先のケアマネジャーが担当することになります。

42 短期入所療養介護（医療型ショートステイ）

居宅

要介護
要支援

一般的な短期入所サービス（ショートステイ）とは、医療的なケアが行われるかどうかの違いがあります。医療行為の必要な人が利用します。

ポイント 医療的なケアも行うショートステイです

通常、病院や老人保健施設が母体となっていて、医師や看護師が常駐していることから、医療行為の必要な利用者が宿泊する際に選択されるサービスです。

宿泊

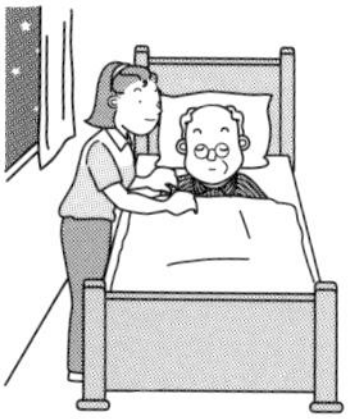

リハビリテーション

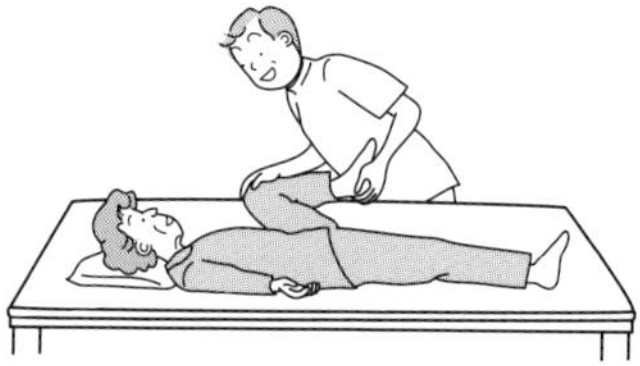

利用申込み等は、短期入所生活介護とほぼ同じです。

居室のタイプなどもほぼ短期入所生活介護と同じで、個室やユニット型、多床室などがあります。特徴を調べて利用者に合うところを選ぶとよいでしょう。

費用のめやす

- 要介護２の基本利用料（多床室）　日 880円

短期入所生活介護と比べ、高めです。リハビリ回数や特別な配慮が必要な食事提供への加算もあります。
医師による治療や処置を受けると275円（日）が加算されます。

43

自宅から通ったり、来てもらったりしてサービスを受ける

小規模多機能型居宅介護

地域

要介護
要支援

住まいの近くの施設に利用登録し、必要に応じデイサービスとして通ったり、宿泊したり、またはその施設から自宅にヘルパーに来てもらったりするサービスです。

ポイント 施設と自宅の両方で介護サービスを利用

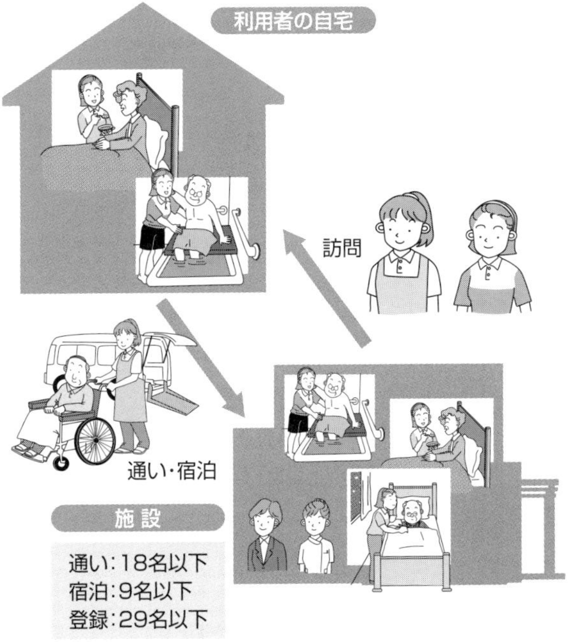

自宅でも施設でも、同じ職員に介護してもらえるので、安心して自宅での生活を続けることができます。

● ケアプラン作成からサービス提供まで可能です

管理者のほか、ケアマネジャーや看護師、介護職員が配置されています。そのため、ケアプラン作成、訪問介護サービス、デイサービス、ショートステイサービスのすべての機能を１か所で果たすことができます。

● ひとり暮らしや認知症の人に向いています

小規模多機能型居宅介護は、ひとり暮らしの人や、認知症の人に向いていると考えられます。

ひとり暮らしの場合、体調や気分により、通ったり泊まったり、ヘルパーに来てもらったりと、融通がきく点がお勧めです。認知症の人は、環境の変化が少ないほうが負担は少なくなると考えられています。通いでも泊まりでも自宅でも見知った同じ顔に介護をしてもらえるという点で、安心できるのではないでしょうか。

Check《チェック》 ケアマネジャーが変更になります

小規模多機能型居宅介護サービスを利用することになると、今まで担当していたケアマネジャーから、小規模多機能型居宅介護事業所のケアマネジャーに変更となります。

費用のめやす

- 要介護２の人の基本利用料　月 15,370円

このほか事業者の体制を評価する加算月1,200円や認知症加算月920円などが加算されます。
さらにデイサービスとして通う場合は昼食費１回500～700円程度、ショートステイとして宿泊する場合は居住費１日2,000～4,000円程度と食費１日1,000～1,500円程度がかかります。

44 看護小規模多機能型居宅介護

地域

要介護

小規模多機能型居宅介護に訪問看護の機能が加わったもので、医療的な支援が必要な人でも自宅での生活が継続できることが目的です。2015(平成27)年4月に、複合型サービスから名称変更されました。

ポイント 小規模多機能型居宅介護＋訪問看護です

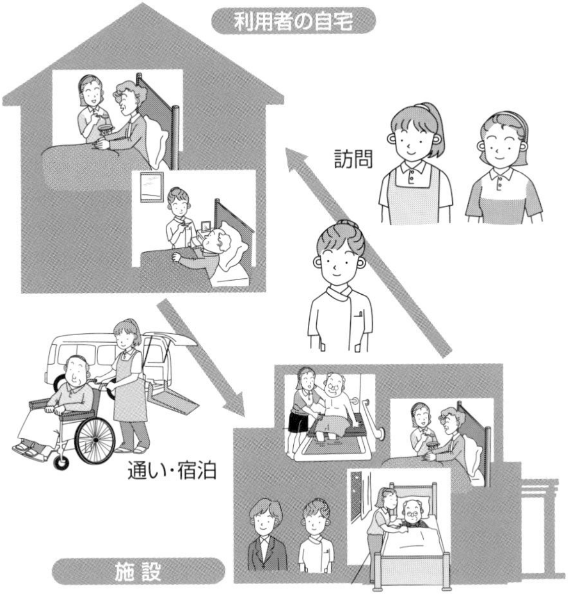

● 医療が必要な人も利用できます

小規模多機能型居宅介護のサービスに、訪問看護機能を追加したものですので、病院から退院した直後の人や、医療依存度が高い人でも自宅での生活を送ることができます。

看護小規模多機能型居宅介護事業所には、看護師か准看護師を常勤換算※2.5人以上配置していることが定められています。

※ 勤務時間が短い職員を、常勤に置き換えた場合の人数を差します。常勤の半分の時間の勤務では、常勤換算0.5人となります。

費用のめやす

- 要介護2の人の基本利用料　月 17,415円

このほか事業者の体制を評価する加算月1,200円や認知症加算月920円などが加算されます。
さらにデイサービスとして通う場合は昼食費1回500～700円程度、ショートステイとして宿泊する場合は居住費1日2,000～4,000円程度と、食費1日1,000～1,500円程度がかかります。

小規模多機能型居宅介護と異なるのが、看護体制の強化加算月3,000円やターミナルケア加算月2,500円などです。看護師の配置により、重篤な状態や在宅での看取りを希望する場合にも対応できるようになっています。

45 有料老人ホーム

有料老人ホームとは、高齢者向けの間取りや設備、食事や介護サービスが提供される住まいです。

ポイント 介護付き、住宅型、健康型の3種類があります

特別養護老人ホームが社会福祉法人や医療法人によって運営されているのに対し、有料老人ホームは民間企業が運営することがほとんどです。

有料老人ホームと一口に言っても、「介護付き」「住宅型」「健康型」の３種類に分かれ、サービス内容やかかる費用もさまざまです。

タイプ	提供されるサービス	利用可能な介護サービス
介護付き	食事や安否の確認 介護サービス（施設内のサービスが包括的に提供される）	特定施設入居者生活介護 居宅療養管理指導
住宅型	食事や安否の確認 サービスは外部から必要に応じて選択する	居宅サービス全般 訪問介護、訪問看護、通所介護、福祉用具貸与など 居宅療養管理指導
健康型	食事や安否の確認	必要に応じ居宅サービス全般

●「介護付き」老人ホーム

介護保険の「特定施設入居者生活介護」サービスが適用される施設です（特定施設 ➡P.153）。介護に関する費用は毎月一定額※となり、すべての介護サービスが入居先の施設内で行われるため、心身状態の変化や要介護度の変化

があっても、継続して住み続けることができます。

※ 一部の老人ホームでは外部のサービスを利用するしくみをとっているため、定額でないこともあります。

●「住宅型」老人ホーム

サービス付き高齢者向け住宅としくみが似ており、食事や生活相談サービスが提供されます。必要に応じ、外部※の介護サービスを利用するので、要介護度や心身の状態により、介護費用は変動します。重度化すると介護保険サービスだけでは足りなくなり、自費が発生したり、退去せざるを得ないこともあります。

※ 外部といっても、施設の法人が近隣にサービス事業所をもっていることも多く、そのサービスを利用するケースが多いようです。

●「健康型」老人ホーム

介護の必要がない高齢者が対象の施設です。食事の提供はありますが、基本的に自立した人向けですので、重度の介護を要するようになると退去することになります。

● 入居に必要な費用

入居時の一時金は、不要な施設から300万円、数千万円というところまでさまざまです。同じ施設でも、月々の費用を減らすために一時金を高めに支払うプランと、一時金を支払わずに月々に30万円など高額の利用料を支払うプランなどを複数用意していることもあります。

46 サービス付き高齢者向け住宅（サ高住）

サービス付き高齢者向け住宅は、高齢者の住まいを確保する目的で「高齢者住まい法」に基づきつくられた住宅です。

ポイント 高齢者向けの賃貸住宅です

もともと「高齢者円滑入居賃貸住宅」（高円賃）、「高齢者専用賃貸住宅」（高専賃）、「高齢者向け優良賃貸住宅」（高優賃）などの高齢者向けの住宅形態がありましたが、2011（平成23）年にサービス付き高齢者向け住宅（サ高住）[※1]に一本化され、生活支援サービス[※2]が提供されるように義務付けられました。

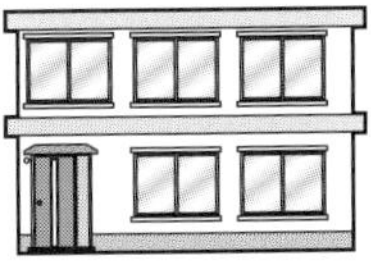

● おもな基準

- 専用居室が$25m^2$以上
- 居室にトイレ・洗面設備がある
- 居室や共有部がバリアフリーである
- 生活支援サービスや安否確認が提供される
- 60歳以上または要支援・要介護認定を受けている人が対象

サ高住は、専有居室の広さや（$25m^2$以上[※3]）、設備（居室にトイレがある、バリアフリー）などの基準を満たし、かつ安否確認や生活支援サービスが提供されることが定められています。

※1 「サ付住」とも呼ばれます。
※2 サ高住で提供される「サービス」とは「入居者の状況把握」と「生活相談」を指し、直接介護や家事を行う介護保険のサービスとは異なります。
※3 台所や食堂、居間、浴室などが共有スペースとして設けられている場合は、$18m^2$以上という基準です。

● 入居可能な人

施設により異なり、要介護者のみが対象のところもあれば、要支援や自立している人（要介護者の配偶者がほとんど）でも入居可能なところもあります。

施設のサービス提供状況により、医療依存度の高い人や認知症の人でも入居可能なところもありますし、最期の看取りまで行うところもあります。

● 利用可能な介護保険サービス

「自宅」という扱いですので、居宅サービス全般を自由に選択して利用することができます。意外なようですが、ショートステイを利用するケースもあります。

● 入居に必要な費用

入居に必要な費用は、一般の賃貸住宅と同様に敷金（一時金が必要な場合もある）と、月々の賃借料です。また管理費や水道光熱費も支払う必要があります。

介護保険サービスを利用する場合には、その１割から３割の負担が生じます。さらに、食費や嗜好品購入費、おむつ代などのほか、生活支援サービス費（事業者の自由設定）など、介護保険外の費用もかかります。

一時金は必要ないところもありますが、支払う場合は家賃の２～３か月分のようです。

例	賃料	62,000円～74,000円
	管理費	15,000円
	生活支援サービス費	35,640円
＋	食費	46,020円
	合計	158,660円～170,660円

このほか、おむつ代や雑費などで1万円程度かかります。

介護保険サービスは、要介護3で月額24万円利用した場合、1割の2万4千円が自己負担です。

● サービス付き高齢者向け住宅を選ぶポイント

どのような生活を送りたいかをイメージし、交通の便の良い市街地がいいのか、静かに過ごせる環境がいいのか、また毎日の食事はどのようなものが提供されるのか、サービス提供事業者の評判、連携先の医療機関がどのようなところなのかなど、チェックしていきましょう。

終《つい》の棲家《すみか》とし得るのか、重度になったら住み替えなくてはならないのかも大きなポイントです。

memo **特定施設**

介護保険では特別養護老人ホーム（特養）、介護老人保健施設（老健）、介護医療院が3施設という位置づけになっていますが、それ以外の有料老人ホーム、軽費老人ホーム（ケアハウス）、養護老人ホーム、サービス付き高齢者向け住宅の4つを特定施設と呼び、居宅サービスの利用が可能な施設と位置付けています。

入所（入居）してサービスを受ける

47 特定施設入居者生活介護

居宅

要介護
要支援

一般的に有料老人ホームのサービス形態として知られています。特定施設（有料老人ホームやケアハウスなど）に住む高齢者に、食事や排泄等の日常生活に必要なサービス全般を提供します。

ポイント 有料老人ホームの介護サービスです

- ケアプランの作成
- 住宅、食事、生活相談、安否確認などの基本サービス
- 介護サービス（入浴・排泄・食事等の介護、その他の日常生活上または療養上の世話、機能訓練）

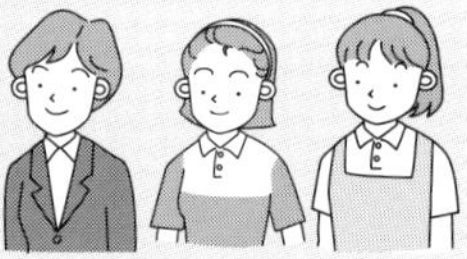

一般型　費用は定額制
福祉用具貸与や通所介護は利用できない

- ケアプランの作成
- 住宅、食事、生活相談、安否確認などの基本サービス

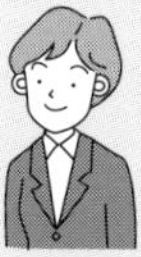

介護サービス（訪問介護／訪問入浴介護／訪問看護／訪問リハビリテーション／通所介護／通所リハビリテーション／福祉用具貸与）

訪問

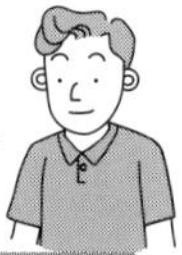

外部の居宅サービス事業者（委託先）

外部サービス利用型

費用は利用サービスや回数で異なる
福祉用具貸与や通所介護も
利用できる

● 一般型と外部サービス利用型があります

一般型は、ケアプランの作成から実際のサービス提供まですべてが、施設内の職員によって行われ、費用も1日の定額制となっています。施設外のサービス（デイサービス、福祉用具レンタルなど）は利用することができません。

これに対して外部サービス利用型は、ケアプランのみ施設の職員が作成しますが、実際にサービスを提供するのは施設外の委託を受けた事業者で、費用は1回いくらという非定額制です。こちらは一般の居宅サービス同様、デイサービス、福祉用具レンタルなどの利用が可能です。

● 施設のケアマネジャーがケアプランを作成します

特定施設入居者生活介護の対象となる有料老人ホームに入居すると、その施設にいるケアマネジャーがケアプランを作成します。

memo 住宅型の老人ホーム

住宅型と呼ばれるタイプの老人ホームでは、施設外のケアマネジャーがケアプランを作成し、必要に応じて外部の介護保険サービスを利用します。

● 入居にかかる費用

介護費用は要介護度により1日の金額が決まっている定額制と、外部サービスを利用する非定額制の2種類です。

介護サービス以外の費用としては、それぞれの施設が独自に設定している、入居一時金や居住費、食費などがかかります。最近は入居一時金がかからない施設もありますが、一般的には数百万から数千万円という設定が多いようです。

費用のめやす

- 要介護２の人が定額制サービスを利用する場合の基本利用料　**1日**　609円

そのほか個別機能訓練に対する評価加算として1日12円、夜間の看護体制に対する加算1日9円などがかかります。
認知症ケア加算や看取り加算なども設定されています。
居住費は、月7万～20万円、食費月6万～10万円、ほかにも光熱費や諸経費など、料金設定は施設ごとにかなり差があります。

ポイント　地域密着型特定施設入居者生活介護　地域　要介護

特定施設入居者生活介護とほぼ同じサービスで、地域密着型有料老人ホームやケアハウスなどに住んでいる高齢者に、食事や排泄等の日常生活に必要なサービス全般を提供します。

● 特定施設入居者生活介護との違いは？

地域密着型の場合、入居者の定員は29名以下と定められています。事業所の指定や監督は保険者（市区町村）が実施しますので、地域ごとにサービスの有無や量は異なります。特定施設入居者生活介護は要支援1、2の人でも利用可能ですが、地域密着型では、要介護1以上が条件です。基本利用料や加算は特定施設入居者生活介護と同額です。居住費や食費等は、特定施設と比べ低めの価格設定となっているところが多いようです。

48 介護老人福祉施設（特別養護老人ホーム）

施設

要介護3以上

一般的には特別養護老人ホーム（特養）として知られています。原則として要介護3以上の人※が入所可能な施設で、施設サービス計画にもとづき、入浴・排泄《はいせつ》・食事等の介護、日常生活の世話、機能訓練、健康管理、療養上の世話を行います。

ポイント 常に介護が必要な人のための施設です

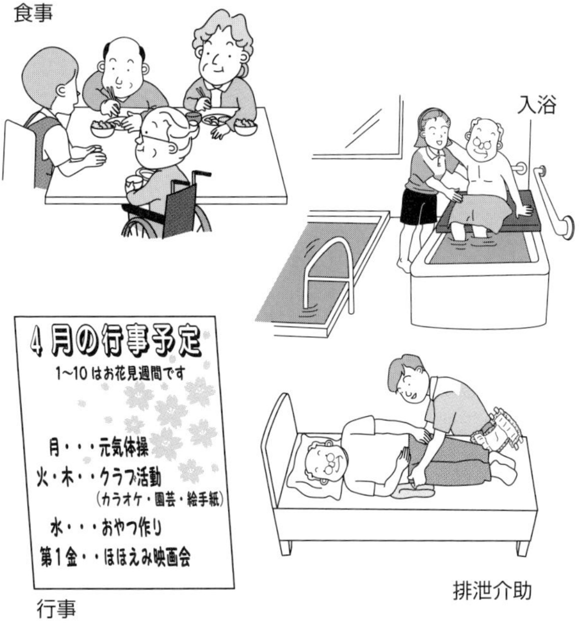

※ 2015（平成27）年3月までに入所した人は、要介護2以下であっても継続して入所することができます。要介護認定更新の結果、要介護2以下になった場合も同様です。反対に2015（平成27）年4月以降に入所した人は、要介護認定更新の結果、要介護2以下になると退所することになります。

●入所するには

地域により方法は異なりますが、保険者に入所申込みをすると、要介護度や家庭環境（介護に適した住居があるか）、介護者の状況（介護する人がいるか、健康状態がどうか）、特別な配慮の有無（虐待や金銭的な問題）などを総合的に判断し、入所待ちの順位が決まります。

入所待ちの人数は都市部では１施設当たり300人とも500人とも言われますが、ひとりの人が複数施設に申し込むことがほとんどですので、実際に入所を待っているのは半数から３分の１程度のようです。

ただ入所の順番は申し込んだ順ではなく、後からより入所が必要と判断される人が申し込むと、順番を飛び越すこともありますので、要介護度が比較的軽く、住居があり介護できる家族がいる人は何年も待ち続けることになります。優先順位は下がる可能性がありますが、子どもや孫の住まいの近くなど、住居地以外の特別養護老人ホームへの申込みができる場合もあります（市区町村による）。

特養の申込みは、希望の施設に直接書類を出す方法や、保険者である市区町村が窓口になる方法などさまざまですが、ほとんどの場合、第３希望までの施設名を申し出ることができるようになっています。

memo

入所後の住所と住所地特例

特養へ入所すると、その特養へ住所を変更するのが一般的です。介護保険では、住所を置いている市区町村がその人の保険者となり、介護保険の費用を負担します。

特養などの施設が多い市区町村の場合、入居者が増えると必然的に保険の支払いが多くなってしまうので、入居する以前に住民票を置いていた保険者が、保険費用を負担することになります。これを住所地特例と呼びます。

費用のめやす

- 要介護3の人が利用する場合の基本利用料 **1日** 732円
  このほか個別機能訓練加算1日12円や栄養マネジメント強化加算1日11円など10種類以上の加算があり、入所施設ごとに設定が異なります。食費は1日1,445円、居住費は多床室の1日915円からユニット型個室の2,066円まで幅があります。いずれも、収入や財産により4段階の減額措置を受けることができます。

● 終身利用可能です

一度入所すると、基本的には終身利用可能です。糖尿病でインスリン注射が必要になったり、経口摂取ができなくなって胃瘻《いろう》となった場合でも、施設内で処置を受けることができます。施設での看取りもできます。

ポイント 地域密着型介護老人福祉施設入所者生活介護

地域 要介護

特別養護老人ホームとほぼ同じで、施設サービス計画に基づいて、入浴・排泄・食事等の介護、日常生活の世話、機能訓練、健康管理、療養上の世話を行います。

● 特別養護老人ホームとの違いは？

定員が29名以下の特別養護老人ホームに入所している要介護者がサービスの対象です。事業所の指定や監督は保険者（市区町村）が実施しますので、地域ごとにサービスの有無や量は異なります。基本利用料や加算は特定施設入居者生活介護と同額です。居住費や食費等の扱いも同様です。

49 認知症対応型共同生活介護（グループホーム）

地域

要介護
要支援2

一般的にはグループホームの呼び名で知られているサービスです。ひとつの共同生活住居に5～9人の少人数の認知症の利用者が、介護スタッフとともに共同生活を送ります。

ポイント 家庭的な雰囲気の中、少人数で共同生活します

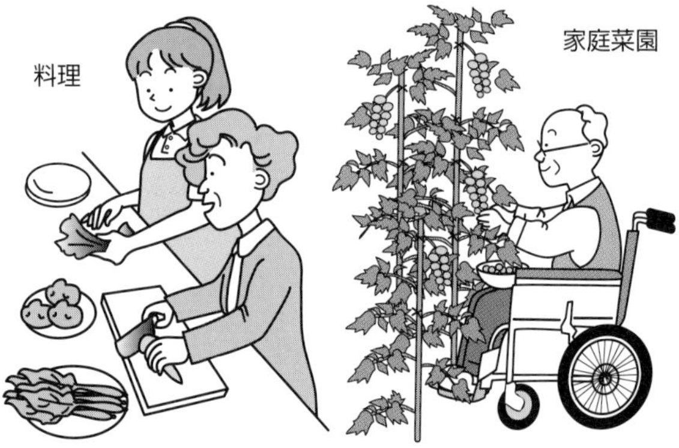

● 認知症のため、自宅生活の困難な人が入居します

認知症のために自宅での生活が困難になった人が対象です。ただし、ほかの入居者と共同生活が送れることも条件ですので、認知症の周辺症状（暴言や暴力、不潔行為など）が強い場合には入居できないこともあります。

また、基本的に生活する場という位置付けですので、医療行為を必要とする人も受け入れが難しい施設です。

memo 要支援1の人は利用できません。

● 自宅と同じような暮らしかたをします

5～9名の入居者で1ユニット（生活単位）という家庭的な環境で、食事や入浴などの日常生活上の支援や、機能訓練などのサービスを受けます。調理やその他の家事などを、職員と一緒に行ったり、外出したりと、それまでの生活と同じような暮らしかたをすることができます。

● 介護費用のほかに居住費や食費などがかかります

月々の介護費用は、要介護度により定められた定額です。

入居一時金が数十万円から数百万円かかる施設もあります。介護費用は介護保険の対象ですが、居住費や食費、おむつ代や理美容費などは自己負担ですので、月々の費用は15～30数万円となります。

● 福祉用具のレンタルは使えません

自宅でベッドや車いすをレンタルしていた人は、入所施設によっては購入してそれらを持ち込む必要がありますので※、費用の心積もりをしておくといいでしょう。

施設がベッドや車いすを用意しているところもありますが、ほとんどの場合、自費で用意しなければなりません。

※ グループホームはほかの居宅サービスとの併用が認められていないため、福祉用具のレンタルが利用できません。

● 一生住めるの？

基本的には一生を過ごすことができます。

ただ医療的なケアが必要になったり、認知症が重度化して共同生活が困難になったりすると、退去を求められることがありますので、注意が必要です。

● ケアマネジャーは変更になります

グループホームに入所することになると、今まで担当していたケアマネジャーからグループホームにいるケアマネジャーに変更することとなります。

● なかなか空きません

比較的心身状態が安定している利用者が入所する施設ですので、空きが出にくいようです。

どのぐらい待つかの目途が立ちにくいので、複数の施設に申し込む人が多いようです。

費用のめやす

- 要介護2の場合の基本利用料　**1日**　801円

このほか認知症専門ケア加算1日3円や医療連携体制加算1日47円なども事業者ごとに設定されます。看取り加算（死亡日1か月前は1日144円、死亡日は1日1,280円など）などもあります。

居住費や食費光熱費などは、施設ごとに設定されていますが、合わせて月15～30万円ほどの設定が多いようです。

50 介護老人保健施設

施設

要介護

特別養護老人ホームと混同されることが多いのですが、介護老人保健施設（老健）はあくまでもリハビリをして自宅へ戻ることを目的として一時的に利用する施設です。

ポイント リハビリと在宅復帰が目的です

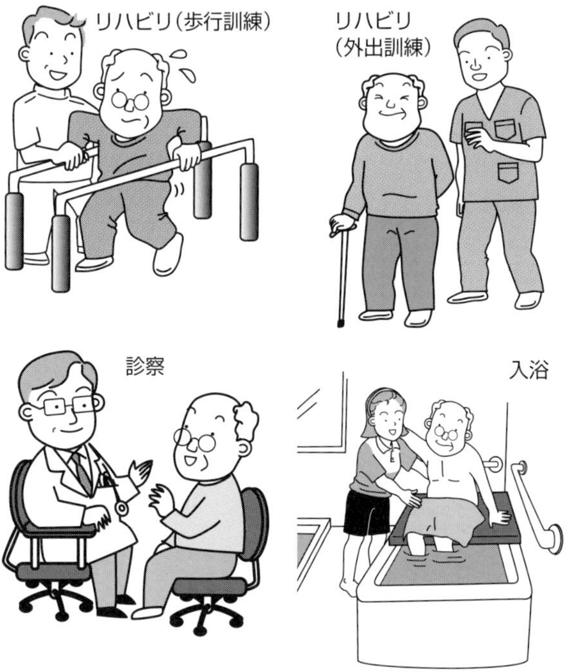

● 入所するには

要介護１以上の人が対象となる施設です。

在宅の人の場合はケアマネジャーを通じ、医療機関に入院中の人の場合は、退院支援看護師やメディカルソーシャルワーカーを通じて申し込みます。長く入所できる施設もありますが、リハビリを積極的に行い、できるだけ早く在宅に戻すという本来の目的を掲げる施設が増えてきています。

● 待ち時間は特養ほど長くありません

特別養護老人ホームと比べると、一般的にはひとりの入所期間が短い（3～6か月程度）ので、申し込んでから入所までの期間はそれほど長くかかりません。

● 医療費は施設持ちです

入所中にかかる医療費は基本的には介護老人保健施設が負担※するしくみですので、高額な薬（認知症の薬や骨《こつ》粗《そ》鬆《しょう》症《しょう》の薬など）を飲まなくてはならない人や複数の医療機関に頻繁にかかる人は、入所審査に通らないこともあります。

介護老人保健施設によっては病院と同じように2人部屋や個室の差額料金が発生する施設もあり、経済的に余裕がある人や、早く入所したい人が利用するようです。

※ 眼科・耳鼻咽喉科などは専門医が診察し、医療保険でカバーされます。

費用のめやす

- 要介護2の基本利用料（多床室）　**1日** 843円

リハビリに関する加算1日240円や、療養食にかかる加算1日18円などの加算項目が多いので、施設によっては1日当たりの利用料が特養の1.5倍ほどになることもあります。このほかに食費1日1,445円、居住費1日437※円などがかかりますが、減額については特養と同じ扱いです。

※ 2025年8月から変更される可能性があります。

51 介護医療院

施設

要介護

介護医療院は、医療的ニーズの高い要介護高齢者の長期療養と生活のための施設です。医療依存度が高く在宅生活が困難な人が利用します。

ポイント 長期療養のための医療と日常生活上の支援を一体的に提供

介護医療院は、病院に入院するほどの状態ではないけれど、常に医療的なケアが必要で、特養や一般の老健に入所するのが難しい要介護者が、長期にわたって過ごすことができる施設です。長期療養のための医療と、日常生活を営むのに必要な介護を一体的に提供します。

● 日常生活に必要な医療や看護を提供

医師と看護師が常駐し、手厚い医療処置を行います。

施設によって異なりますが、胃ろう、鼻からの経管栄養、インスリン注射、在宅酸素、床ずれの処置、痰の吸引など、日常生活に必要な医療を提供します。

また、ターミナルケアや看取りにも対応しているので、終の住処として、最期まで暮らすことができます。

なお、介護医療院では、基本的な医療の費用は介護サービス費に含まれていますが、専門的な検査や治療が必要な場合は、医療保険での受診となり、別途費用がかかります。

● 生活の場として

介護医療院は、日常的な医療を提供するだけでなく、生活施設としての機能も併せ持っていることが特徴です。食事、排泄・入浴の介助など、日常生活上の介護サービスも受けられます。

生活の場となる療養室は、定員４人以下です。長期の療養生活に適応するため、居住スペースは病院より広く取られ、家具やパーティションで間仕切りするなど、プライバシーに配慮したつくりとなっています。

また、レクリエーション室、機能訓練室などもあり、その人の持っている能力に応じて、その人らしい自立した日常生活を送れるよう、作業療法士や理学療法士による機能訓練も行われています。

介護医療院には、重度の身体疾患がある人や、身体疾患や外傷のある認知症高齢者向けの施設（従来の介護療養型医療施設に相当）と、容態が比較的安定した要介護者向け施設（老健相当以上）の２種類があります。

入所を希望する場合は、担当のケアマネジャーや地域包括支援センター、主治医や病院のメディカルソーシャルワーカー、入所を希望する施設の相談員などに相談しましょう。医師の紹介状も必要です。

費用のめやす

- 介護医療院　要介護２の基本利用料（多床室）

1日 943円

基本利用料のほか、さまざまな加算や食費、居住費などが別途かかります。

その他

52 総合事業、市区町村の独自サービスなど

高齢者の生活を支えるしくみは介護保険だけではありません。市区町村ごとに異なりますが、総合事業や独自のサービスがあり、介護保険と組み合わせて利用できます。

● 介護予防・日常生活支援総合事業

要支援の認定を受けた人と基本チェックリスト（➡P.25、201）で該当した人が利用できます。

・市区町村独自の基準でサービスを提供

総合事業は、要介護状態になることや悪化を予防するためのしくみで、要支援の人から要支援に至らない状態の人までを切れ目なく支援することを目的としています。従来の介護予防訪問介護と介護予防通所介護は総合事業に移行し、市区町村独自の基準でサービスが行われています。

総合事業では、事業所の指定や指導権限を市区町村が持ち、地域の特性やニーズによって、サービス事業所の種類や数、提供サービスの基準や利用料などを決定します。

サービスの類型には、予防サービスと同等の国基準型と、施設や人員基準を緩和したり対象者を特化したりする市区町村独自基準型があります。

・総合事業のサービス料金と支払い方法

サービスの利用にかかる費用は今までの予防訪問介護・通所介護サービスに準ずるか１割減程度が多いようです。

サービス利用料金の支払方法は、１か月ごとの包括払いが主流ですが、１回ごとの利用回数払いの地域もあります。また、基本は包括払いでも、実際にサービスを利用した回

数が一定回数に満たない場合は、利用回数分の支払いをするといった混在型を選択する地域もあります。このため、制度が複雑でわかりにくいといった声も聞かれます。

・訪問型サービス

訪問型サービスは、従来の介護予防訪問介護が移行したもので、ホームヘルパーなどが訪問して、調理や掃除などの生活援助を行います。サービスは介護保険事業者による介護保険の基準を緩和（人員体制や設備など）したものが主ですが、住民主体の団体やボランティアが生活上のちょっとしたことを手伝うサービスや、医療介護の専門職が短期間集中的に健康や介護予防に関する支援や相談に乗るサービスなども「訪問型サービス」に含まれます。

・通所型サービス

通所型サービスは、介護予防通所介護が移行したもので、要支援者やチェックリスト該当者が、とじこもりきりになったり、廃用症候群になったりしないよう、外出して体を動かす機会を持つためのサービスです。従来の通所介護サービスの基準を緩和したサービスが主ですが、住民主体型サービスも少しずつ出てきています。サービス利用時間や費用は保険者が独自に決定しますが、介護予防通所介護に準ずる地域が多いようです。

memo

要介護認定を受けた場合

2021年4月より、総合事業の対象者（要支援）が要介護認定を受けた場合であっても、利用者の希望や必要性を検討した上で、それまで利用していた総合事業サービスを継続して利用できるしくみができました。

市区町村独自のサービス

・緊急通報システム

自宅にライフリズムセンサー（一定以上の時間トイレなどのドアが開閉されないと通報される）を設置したり、緊急時にボタンを押すだけで消防署や親族などの登録先に連絡がいくようなペンダントを貸し出したりすることで、ひとり暮らしでも安心して生活ができるようサポートします。自己負担の有無や金額、対象となる人の条件等はそれぞれの市区町村ごとに異なります。

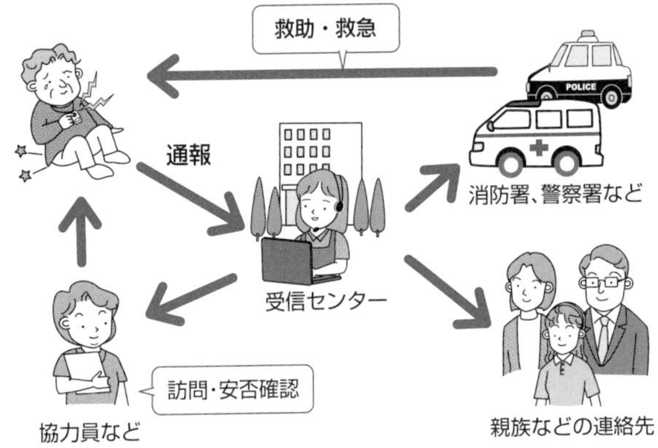

・住宅改修費の助成

介護保険の住宅改修とは別に、自宅を住みやすく改修する費用を助成する市区町村もあります。

介護保険の住宅改修と併用できる場合もありますし、介護保険の対象とならない工事についてのみ対象と

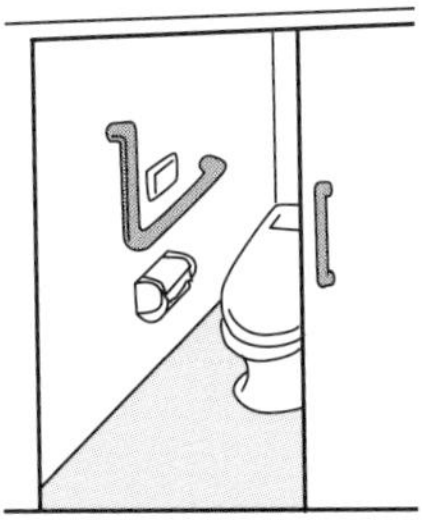

なる場合もあります。
　どちらも事前申請が原則ですので、改修工事をしようとするときには前もって市区町村へ相談してください。

・配食サービス

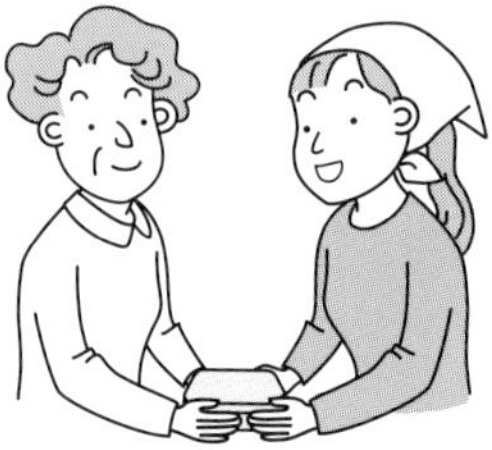

　ひとり暮らしの人や高齢者世帯に対し、昼食や夕食を届けるサービスです。
　サービスの対象や回数などは市区町村が決めますので、誰でも希望通り届けてもらえるということはありませんが、比較的安価でバランスの良い食事が摂れることと、安否の確認ができることで、希望者が多いサービスです。

・紙おむつの支給

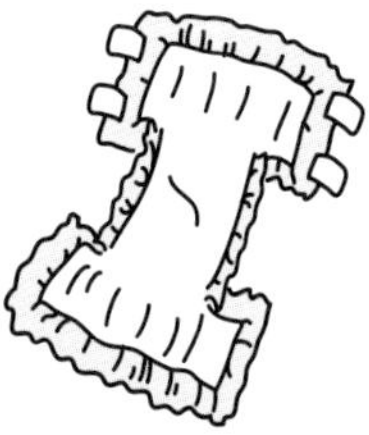

　日常生活で紙おむつを使用している人に対し、おむつそのものを支給したり、おむつを購入した費用を償還《しょうかん》払いしたりするサービスです。市区町村により要介護度や所得の制限が異なります。また入院中も支給対象となる地域もあれば、一時休止となる地域もあります。

・訪問理美容

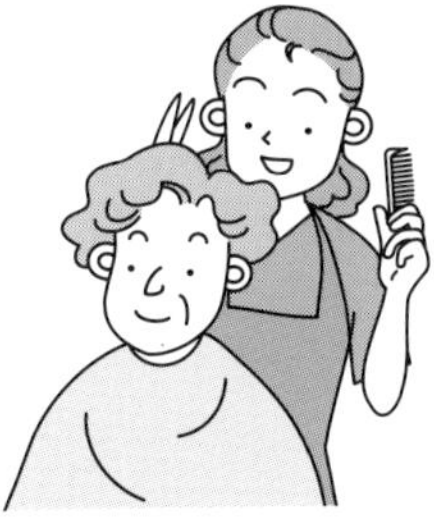

自宅に理容師や美容師が訪問し、整髪をする際の費用の助成をするサービスです。

要介護度や回数の制限などは、市区町村ごとに異なります。

・寝具の丸洗い・乾燥

寝たきり（または寝たきりに近い状態）の高齢者の寝具を丸洗いするサービスです。多くはクリーニング業者への委託で行っているようです。

・ごみの戸別収集

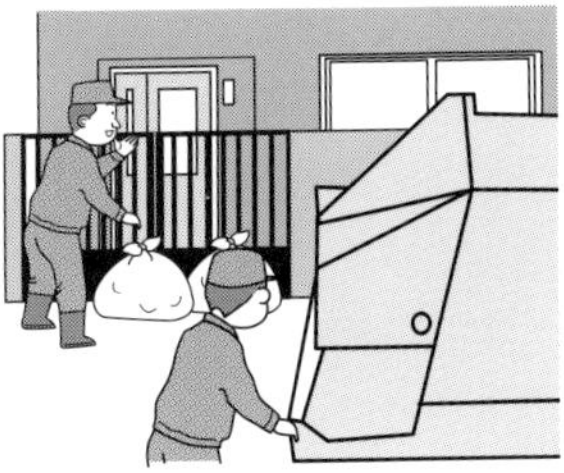

自力でごみ出しをすることが困難な人や高齢者世帯に対し、おおむね週に1回戸別にごみの収集をするサービスです。

ごみを種別ごとに分けておけば、その1回ですべてを回収してくれます。

ごみ収集の量が少ない日（燃えるごみの日以外）に、定期的に回収することが多いようです。

回収の際は、清掃局の職員が依頼者の安否確認のための声かけもしますので、ひとり暮らしの高齢者にとっては二重にありがたいサービスといえます。

・介護者支援

介護者教室や家族会などの主催、その際の要介護者の預かりなどを行います。

　また、要介護高齢者を介護している家族に対し、介護保険を利用していない場合に見舞金が支払われる地域もあります。

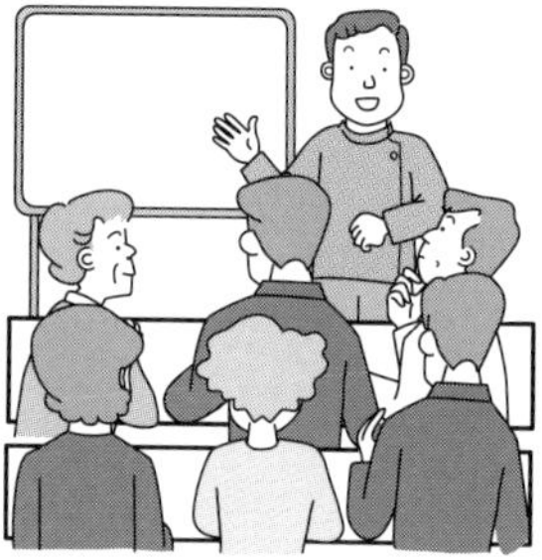

　その他、介護者に対する家事支援サービスを行う市区町村もあります。高齢者本人に関することでなく、介護者自身の家事を手伝うことで、介護者の負担軽減を図るねらいです。

・保健師や医師の家庭訪問

　要介護者本人の拒否や抵抗など、さまざまな理由で適切な受診ができていないような場合に、保健所から保健師や医師が家庭を訪問し、本人のようすを見たり家族の相談に乗ったりするサービスです。

　特に認知症や精神的な問題を抱える場合には、問題解決の糸口となることが多いようです。

・税や公共料金の減免

　下水道料金の減免や粗大ごみ処理費用の減免など、介護とは直接関わりのない分野の施策もあります。

memo

民間の介護サービス

　コンビニの配達サービスや、ネット注文の活用で、買い物や食事の確保をすることができます。また、各種センサーの設置により、生活状況を遠隔で把握したり、徘徊した人の居場所を見つけたりするサービスもあります。

第5章

こんなときには

53 サービス事業者やサービスの内容を変更したり・見直したい

さまざまな手続きを行い、書類を取り交わし、いざサービスを利用してみたら、イメージしていたことと違うとか、サービスの内容に満足できないなどの問題が生じることが少なからずあります。

ポイント サービスや計画は何度も修正可能です

● 要望を伝えながら、希望に合ったサービスに

　サービス開始後の変更や計画の手直しは何度でも可能ですので、ケアマネジャーに相談してください。

　事前に説明を受け、事業者に希望を伝えても、最初からその通りにサービスが行われることは難しいと思ってください。サービスを利用するなかで、必要に応じて介護方法や要望を伝えていくことで、より希望に合ったサービスとなります。初回のサービスで事業者変更を申し出ることや、担当者の交代を求めることは避けましょう。

● 改善されない場合には

　何度要望を伝えてもサービスに不満が生じる場合はケアマネジャーに相談し、担当者の交代や事業者の変更等も検討しましょう。事業者を変更しても、料金が加算されたり、利用者に不利となることはありませんが、改めて全事業者を集めたサービス担当者会議が必要になります。

　利用者の安全や健康に関わることは遠慮せずに要望を伝えるべきですが、調理のしかたや掃除の手順など細かいところにこだわりすぎると、反対に事業者から「サービス提供ができない」と断られる場合もあります。内容によっては多少の譲歩が必要なこともあると思っておくといいでしょう。

Column 障害福祉サービスを併用できることも

介護保険だけでは必要なサービスがまかないきれない場合や、介護保険サービスに当てはまらないサービスが必要な場合に、障害福祉サービスを併用できることがあります。身体障害者手帳を取得していることが条件ですが、要介護認定を受けてから障害認定を申請することも可能です。

身体障害というと、視覚や聴覚、手足の欠損などがすぐに思い浮かぶかもしれませんが、寝たきりの場合など、手足の機能が十分でない状態も対象となります。

身体障害者手帳を取得するには、市区町村の障害福祉課に相談し、指定医※1に障害の程度についての意見書を書いてもらい、書類を作成し申請します。また、身体障害者手帳を取得しただけでは、サービスは利用できません。

基本的に介護保険を優先して利用することとなっていますので、介護保険サービスのみではサービスが不足しているという申し立てをし、障害福祉担当者による障害支援区分認定を受ける必要があります。障害支援区分により、ひと月に利用できる障害福祉サービスの量（時間数）は異なります。なお、障害福祉サービスを利用する場合も、1割の自己負担が発生※2します。

※1 身体障害認定をするための意見書を書くことが認められている医師のこと。主治医がその資格を持っていない可能性もあるので注意しましょう。

※2 収入により自己負担が必要ない場合もあります。

Column 共生型サービス

介護保険サービスと障害福祉制度のサービスは、元々別の枠組みで提供されていましたが、障害者が65歳※になっても同じ事業所から継続してサービスを受けられるようにルールを変更したものです。

※ 65歳になると介護保険優先となります。

54 トラブルなどが起きたときの相談窓口

前項でサービスについて満足できないことや問題がある場合について述べましたが、それでも解決できないようなトラブルが生じた際の相談先があります。

ポイント まず事業者の窓口に相談を

● サービス事業者の苦情相談窓口

まず、利用しているサービスの契約書や重要事項説明書を開いてみてください。必ずその事業者の苦情相談担当者や、法人の窓口についての記載があるはずです。

● ケアマネジャー

ケアマネジャーに相談するのもいいのですが、ケアマネジャーがすべての苦情に対応できるわけではありません。内容によっては利用者と事業者が直接やりとりをしなくてはならないものもあります。サービスの内容や方法、質などについての場合は、ケアマネジャーを介したほうがスムーズでしょうし、物質的損害や介護事故等は、利用者や家族が直接、その事業者とやりとりすべきものです。

● 市区町村や国民健康保険団体連合会（国保連）

事業者に苦情相談を伝えても解決できないこともあります。その場合は市区町村（保険者）や、地域包括支援センター、都道府県ごとに設置されている国民健康保険団体連合会（国保連）に相談することができます。保険者は事業者を指導・監督する立場にあります。また国民保険団体連合会も同様です。

55 家族が疲れ果ててしまわないように
——家族のケア

介護保険だけでは介護のすべてをカバーすることができませんが、要介護者を支える家族が疲れ切ってしまっては、在宅介護の継続も危うくなります。長く安定した介護を続けるためには、家族の力や時間を100%使い切らないような工夫が必要です。

ポイント 上手にサービスを使って負担を減らしましょう

介護保険そのものは、基本的に要介護者自身に対する支援のみが対象ですが、上手な使い方をして家族の負担を軽減するようにしましょう。

● 家族でなくてはできないことがあります

介護は直接手を動かして行うものばかりではなく、介護に関するもろもろの事務手続きや、事業者と家族間の調整役を担うような間接的なものも含まれます。

家族が同居して介護全般を担うことができれば、それは理想でしょうが、現実はなかなかそのようにはいきません。

ですから家族しかできないことを優先して行い、サービス事業者に任せられることは任せ、介護を無理なく長く続けられるようにしましょう。

要介護者と一緒にお茶を飲んだり食事をしたり、ただ話を聞いたりといった、家族にしかできないことが沢山あります。

● 家族自身の生活も大切にしたケアプランを

家族の負担についてはあまり着目されないこともありますが、ケアマネジャーとよく相談して、家族自身の生活も大切にするケアプランを作成してください。

● 家族支援の制度もあります

すべての市区町村ではありませんが、家族介護教室や認知症の家族会、介護保険を利用せず家族で介護している場合の慰労金支給、家族のための家事代行サービスなど、家族支援の制度があります。

地域の情報を収集し、よい介護環境を整えましょう。これらの情報は、市区町村の発行している冊子や、ホームページなどで簡単に手に入れることができます。

● ショートステイをうまく活用しましょう

要介護者を「預ける」ことに罪悪感を抱いたり、「申しわけない」気持ちになったりする家族がいますが、ショートステイは、家族が自分たちの生活を楽しむ機会や心身を休める時間をつくるためにはとてもよいサービスです。

利用者本人が気に入らない施設やサービスを無理強いすることは問題ですが、ケアマネジャーのもっている情報を活かして、好みや希望に合った施設を見つけてみましょう。家族にとっては休息や楽しみの時間がもてて、その結果要介護者への気持ちが穏やかになったり、負担感が軽くなったりしますので、回りまわって介護を受ける高齢者のメリットにもつながります。

子育てと違い、介護はこの先どうなっていくか、いつまで続くのかの見通しが立ちにくいので、支える家族は決して無理をせず臨んで頂きたいと思います。

56 遠距離での介護

要介護者とその家族は、同居していたり、また近県に住んでいる場合ばかりではありません。近頃は家族が海外に住んでいるケースもあります。どのようにすれば、遠方の家族が介護に携わることができるでしょうか。

ポイント 遠距離介護を乗り切る工夫

● 連絡手段を工夫しましょう

ケアマネジャーや事業者との円滑なコミュニケーション手段を講じることが必要です。

事業者によっては電話とファックスしか使えないところもありますが、最近はメールでのやり取りができるところもあります。ケアマネジャーを決める際は、その点を最初に確認しておくとよいでしょう。

● 近隣の協力者を探しましょう

親族が要介護者の近くに住んでいるようであれば、ぜひ協力を仰ぎたいものです。

本人の状態が安定しているときには、家族が遠方にいてもさほど困ることはないのですが、体調が悪くなり急遽受診となると、救急車への同乗や入院手続きなど、ケアマネジャーやサービス事業者にはできないことが出てきます。

memo 交通費の工夫

介護割引制度を設けている航空会社もあります。普通運賃の30～40%割引となります（事前申込みが必要）。また、JRには介護割引の設定はありませんが、介護者の年齢によって運賃が5～30%割引になるしくみがあります。

●民生委員に事情を伝えておきましょう

親族がいない場合は、地域の担当の民生委員に事情を伝えておくことも有効です。民生委員は入院や手術の同意書などの手続きをすることはできませんが、ちょっとした困りごとや心配が生じた際に、本人のようすを見てもらうというようなお願いをすることができますので、とても心強い存在です。

●早めに予定を伝えましょう

認定調査やサービス担当者会議など、家族が参加することが望ましいものがあります。

ケアマネジャーにいつなら都合がつくかを早めに伝えておけば、それに合わせて会議などの予定を組んでくれます。特にサービス担当者会議は、多くの事業者を集めなくてはならず、日程の調整が難しいので、家族の都合を伝えるのは早いに越したことがありません。

すべてのケアマネジャーが、あらかじめいつ頃どのような会議をするかなどの情報をくれるとは限りません。家族は「そろそろ要介護認定が切れる時期だな」とか、「前回の会議から半年経つ頃だな」とかを意識しておくとよいでしょう。

Check チェック　救急車への同乗について

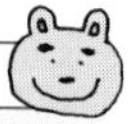

ヘルパーが救急車に同乗することは、介護保険の業務外です。自費契約をすれば対応可能な事業者もありますので、事前に確認しておくと安心です。

また、ケアマネジャーも基本的には救急車への同乗は業務外ですが、緊急時や致し方ないときには入院先まで一緒に行くこともあります。ケアマネジャーがついていくのを当然と思っている人もいますが、そうではないことを知っておいてください。

57 在宅介護で看取りたい

在宅介護での看取りは、本人や家族が、自宅で最期を迎えたいという意思をきちんともっていれば、決して難しいことではありません。

ポイント 最期まで家で過ごすことは可能です

● 在宅での看取りは難しいことではありません

難しいことがあるとすれば、看取りのプロセスで本人自身や見守る家族が、不安に耐えられるかどうかということかもしれません。

自宅で看取りをする、ということはすなわち、医師や看護師などがいない環境で、体調や病状が（悪いほうに）変化するようすを受け入れることです。

高齢者自身は苦しさや痛みに耐えかねるかもしれませんし、家族や介護者はその辛いようすを見ていることができずに、救急車を呼ぶ可能性もあります。

もちろん最終的に救急車で入院して最期を迎えるという選択肢もありますが、在宅での看取りを考える際には、あらかじめこの点についても考えておく必要があります。

● 主治医や訪問看護師などの協力が必要です

まず、ケアマネジャーや主治医と、きちんと話し合いをしましょう。チームケアに携わるメンバー皆が同じ方向を向いていないと、看取りはできません。もちろん本人とその家族の意思が同じであることが大前提です。

そして、主治医や訪問看護師の協力が欠かせませんので、訪問診療が可能なのか、24時間対応可能なのかなどの条件を調べて、適切な機関・事業所に依頼します。

ケアマネジャー自身が、在宅での看取りを経験したことがない可能性もありますが、医師や訪問看護師のサポートがあれば問題ないでしょう。

ポイント 在宅での看取りに必要なこと

● 亡くなるまでの変化のようすを知っておく

要介護者が今後どのように変化していくのか、どのような症状が現れてくるのかを理解しておく必要があります。あらかじめどのようなことが起きるのかを知っているのといないとでは、支える家族やケア担当者の対応は大きく変わります。たとえば、亡くなる数日前に、食事も水分も受けつけなくなると、家族が「点滴をしてください」と希望することがあります。点滴は万能薬ではありませんし、反対に状態によっては本人に負担を与えることもあります。

予後や心構えについては主治医や訪問看護師が説明してくれます。最近では在宅での看取りのためのパンフレットや説明書を準備している医療機関や訪問看護ステーションも多くなってきました。

memo 自宅で最期を迎えたい人は多い

高齢者が最期を迎える場所は圧倒的に病院が多くなっていますが（8割近く）、今後は高齢者数の増加に入院施設数が追いつかなくなり、亡くなる場所を見つけられない可能性も出てきています。また、人生の終わり方を自らの意思で選択するという考えも一般的となっており、在宅での看取りを希望する人も多くなっています。2021（平成33）年の人生の最終段階における医療に関する意識調査では、最期を迎えたい場所を「自宅」としている人が6割近くとなっています。

● 自宅で利用できる医療やケアの内容を知っておく

　自宅で受けられる医療行為やケアの内容や範囲を知っておくことも必要です。痰の吸引や点滴などは医療行為とされているため、誰もが行えるわけではありません。特別な訓練を受けていれば、ヘルパーも吸引はできますが、まだ一部の事業所にとどまります。

● 看取りの方針や態勢は家族を含むケアチームで共有

　訪問診療や訪問看護を依頼していても、呼べばすぐに医師や看護師がかけつけてくれるわけでないことも承知しておいてください。また、先にも述べましたが、本人はもとより家族や親族、介護にあたるケアチームのメンバーに、看取りの方針を共有してもらうことが欠かせません。

　サービス担当者会議などの場を設けて、緊急時の対応（連絡先、方法、順番など）を周知しておくことも忘れてはなりません。

　自宅で亡くなると、警察が来て司法解剖をされてしまうと思っている人が多いようです。しかし、亡くなる前24時間以内に訪問診療医が診察していれば、その医師が死亡診断書を書くことができることを知っておいてください。

Check チェック　ひとり暮らしでも在宅での看取りは可能です

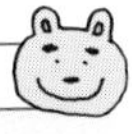

　身寄りのいない独居の高齢者でも、在宅で最期を迎えることは可能です。もちろん家族がいる場合と比べ、事前の準備や手続きは必要です。

　どちらかと言うと、ケアを担当するヘルパーやその他のサービスのスタッフの心の準備や覚悟を必要とするかもしれません。というのも、サービスに入ったスタッフが亡くなっている本人の第一発見者となる可能性が高いからです。

Check チェック 在宅から入院に切り替えることもできます

もろもろの準備をして臨んでも、本人や家族の心身の負担が大きくなった場合や、その他の理由で、入院しての看取りに切り替えることは可能です。

無理をすることなく、医師や看護師、ケアマネジャーに相談し、誰にとってもなるべく良い方法を選択してください。

memo 介護休業・介護休暇

要介護者1人の場合は年5日、2人以上の場合は年10日の介護休暇が取得できます（有給か無給かは会社の規則による）。また、要介護者1人につき93日まで休みを取ることができる介護休業制度もあります。休業中は雇用保険から介護休業給付金が支給されます。

memo 看取りの強化

超高齢化社会において高齢者が最期を迎える場が多様化することを受け、特別養護老人ホームなどの施設や老健・介護医療院、認知症グループホームなど、看取り期間（死亡日45日前から死亡日まで）に対する加算を充実させることが2021年の報酬改定で決まりました。また、2024年にも、さらなる加算の充実が図られるなど、看取りを重視していることがうかがわれます。

また訪問介護についても、看取り期間においては頻回な訪問の必要性が認められるなど、医療職以外にも看取りへの対応強化が求められることとなりました。

58 高齢者虐待

高齢者に対する虐待には、年金や預貯金を本人に使わせないようにしたり、家族や他人が勝手にお金を使ってしまう金銭的虐待や、必要な介護を行わない介護放棄、暴言や暴力といった心理的身体的虐待などがあります。

ポイント 虐待を見つけたら、まず通報を

● 虐待の判断がつけにくい

虐待の可能性を見聞きした場合、どうすればいいのでしょうか？

児童の場合は児童相談所に通報があると、相談所の職員が調査や保護に出向くしくみがあります。これに対し、高齢者の場合は、地域包括支援センターや市区町村の相談窓口などに相談することになります。ただ高齢者の場合、児童と比較すると、対応がやや緩やかな印象です。

もちろん生命に関わるような緊急事態ならば、緊急一時保護という、高齢者を自宅から離れさせる方法を取ります。児童の場合はけがや痣《あざ》、発育の遅れ、汚れた衣服など外見から虐待の判断がつきやすいのですが、高齢者への金銭の搾取や介護放棄、心身への虐待などは、それが事実であるかどうかを確認することが難しいのが実情です。

高齢者の場合、認知症状がある可能性もありますし、ちょっとした打撲ですぐ痣になってしまう特性もあります。体重減少や衣服の汚れなども児童ほどは明確な証拠とはなりにくいのです。状況の把握や事実確認を慎重に進めざるを得ないため、動きが遅いように感じられるのでしょう。

そうは言っても、いったん虐待の可能性が生じれば、関係機関がチームをつくり、高齢者の安全の確保を図ってい

きますので、まずは通報をすることが第一です。

● 介護を家庭内で抱え込まず、適切なサービスの導入を

虐待の背景にはさまざまな要因があります。過去の親子関係や夫婦関係、介護者の心身状態や経済状態、さらに高齢者自身の性格や心身状態などが複雑に絡み合っていることが多いものです。

これらの要因があると、虐待は防げないのでしょうか？ そんなことはありません。家庭内で介護やその他の問題を抱え込まずに、できるだけ早期から適切なサービスを導入することで、家族に負担がかかることを防げます。

またケアマネジャーなどの相談相手がいますので、問題が大きくなる前に相談をする機会があるはずです。

男性がひとりで介護をしているようなケースに多いのですが、介護者がすべてを抱え込んでしまい、助けを求める方法を知らずに、共倒れになったり虐待をしてしまったりするのは非常に残念です。

Check チェック　これも虐待です

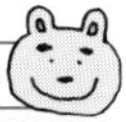

認知症の高齢者が家から出て迷子にならないように、玄関や部屋のドアを外から施錠することは「身体拘束」として虐待の一分類とされます。ベッドから降りないよう（落ちないよう）、ベッドの周りを柵で囲むのも身体拘束です。意外なようですが、車いす用のベルトも身体拘束とされています。もちろん本人の生命に関わるような、緊急やむを得ない場合は例外的に認められますが、日常的継続的に行うことは認められていません。

59 成年後見制度

成年後見制度は、認知症や精神障害などにより判断能力が不十分な人を保護し、支援する制度で、障害の程度によって後見、保佐、補助の３種類があります。

ポイント 判断力が不十分な人を保護するためのものです

● 成年後見制度の対象者

認知症や精神障害等の理由で、判断や意思決定が困難と判断された人は、年齢を問わず対象となります。専門医の鑑定により、どのレベルでの支援が必要かが定められます。

● 後見人等は何をしてくれるの？

本人の預貯金や不動産管理などの財産管理や、本人の代わりに入院や施設入所のための手続きを行ったり契約を結んだりすることがおもな仕事です。

後見人がついていれば、本人が訪問販売などで高額な品物を購入してしまったり、不必要な工事の契約をしてしまったりしても、取り消すことができます。

● 成年後見の申立てから後見開始まで

まず本人や４親等内の親族が、住居地の家庭裁判所に申立をします。申し立てる人がいない場合は、市区町村長が申立人となることができます。その後、本人の状態を専門的見地から判断し※、後見・保佐・補助の３分類のいずれが適切なのかを、家庭裁判所が決定します。

※ 専門家による鑑定を行う場合５～10万円ほどの鑑定料がかかることがあります。

申立て時に挙げられた候補者の中から、最も職務にふさわしいと考えられる人を後見人（または保佐人・補助人）とします。後見人等は親族でもなれますし、弁護士や行政書士などの専門職に依頼することもできます。後見人については、利用者に不利益が生じないように家庭裁判所が監督します。

● 法定後見制度

種類	対象者	権限
後見	判断能力が全くない人	財産管理についての全般的な代理権・取消権（日常生活に関する行為を除く）
保佐	判断能力が著しく不十分な人	借金、訴訟、相続の承認・放棄、新築・改築・増築などの特定の事項に関する同意権・取消権（日常生活に関する行為を除く） 申立てにより、家庭裁判所が審判で定める特定の法律行為についての代理権
補助	判断能力が不十分な人	申立てにより、家庭裁判所が審判で定める特定の法律行為についての同意権・取消権・代理権

◉申立てから法定後見の開始まで

❶申立て → ❷審理 → ❸法定後見の開始の審判 成年後見人等の選任 → ❹審判の確定（法定後見の開始）

3～4か月以内

鑑定手続きや成年後見人等の候補者の適格性の調査、本人の陳述聴取などを行います

● 申立てなどにかかる費用

申立てから後見人の決定までの事務手数料は、後見の場合で申立手数料800円、登記手数料2,600円、その他鑑定料などがかかります。保佐や補助もほぼ同じです。

この他、戸籍謄本の発行費用や診断料などもかかります。後見人への報酬も必要です。本人の財産や業務の内容等によって、家庭裁判所が適切に決めますが、月2～3万円というのが一般的です。

Check チェック 判断力のあるうちに後見人を決める任意後見

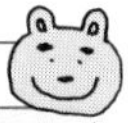

判断能力が低下してから申し立てる「法定後見制度」に対し、本人が判断力をもっているうちに自らの意志で後見人を決め、契約をするしくみを「任意後見制度」と呼びます。契約内容は公正証書で定めます。

Check チェック 日常生活自立支援事業

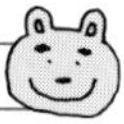

成年後見制度の利用には至らないけれど、自分ひとりでは物事の判断や金銭管理に自信がないというような人の支援をするしくみです。通帳の預かりやお金の出し入れ、介護サービスを使うための手続きや契約のアドバイスなどを地域の社会福祉協議会が行います。

60 金銭的な負担を軽くする

介護や医療にはとかくお金がかかります。介護保険を利用しても費用の1割から3割の支払いが必要で、全額自己負担のものもあります。医療費も1割から3割の負担があり、入院すると差額ベッドや病衣など、医療保険外の費用もかかります。金銭的負担を軽減する方法を紹介します。

● 高額介護サービス費

世帯の収入ごとに、介護保険のサービス料の自己負担額の上限が定められています。

◉高額介護サービス費の自己負担額の上限

区分		負担の上限（月額）
年収約 1,160 万円～		140,100 円（世帯）
年収約 770 万円～約 1,160 万円		93,000 円（世帯）
年収約 383 万円～約 770 万円		44,400 円（世帯）
市区町村民税を課税されている人がいる世帯		44,400 円（世帯）
市区町村民税の非課税世帯		24,600 円（世帯）
	合計所得＋課税年金 80 万以下／老齢福祉年金受給者	24,600 円（世帯） 15,000 円（個人）
生活保護受給者など		15,000 円（個人）

上限を超えた負担額は、市区町村に申請すれば、還付されます。該当者には市区町村から申請を促す書類が送付されますので、手続きを忘れないようにしましょう。一度この手続きをしておけば、その後は自動的に指定口座に振り込まれます。なお、デイサービスやショートステイなどの食費や居住費、区分支給限度基準額を超えた自己負担額は対象となりません。

● 高額医療・高額介護合算療養費

同じ医療保険に加入している世帯で、１年間の医療費の自己負担額と介護保険の自己負担額との合計が、自己負担限度額を超えた場合に、還付されるしくみです。

高額介護サービス費と同様、該当者には市区町村より申請の案内が届きます。

◉高額医療・高額介護合算療養費の自己負担限度額

※ 同じ世帯でも、加入している公的医療保険が異なる場合は合算できません。

	75歳以上のみの世帯	70歳～74歳の人がいる世帯	70歳未満がいる世帯
	後期高齢者医療＋介護保険の合計額	国保・健康保険など＋介護保険の合計額	国保・健康保険など＋介護保険の合計額
年収約1,160万円～	212 万円		
年収約770万円～約1,160万円	141 万円		
年収約370万円～約770万円	67 万円		
年収約156万円～約370万円	56 万円		60 万円
低所得者2	31 万円		34 万円
低所得者 1	19 万円		

※ 低所得者２は70歳以上で世帯全員が市区町村民税非課税の人など。1は70歳以上で世帯全員が市区町村民税非課税で所得が一定基準（年金収入80万円以下等）を満たす人など。

● 特定入所者介護サービス費（補足給付）

介護保険施設に入所（短期を含む）する際の費用負担を所得に応じて減額するしくみです。この制度を利用するには、サービスを利用する前の事前申請が必要です。

◉介護老人福祉施設（特別養護老人ホーム）、短期入所生活介護の場合（日額）

出典：厚生労働省ホームページ

所得段階※ ／ 自己負担限度額		第１段階	第２段階	第３段階①	第３段階②	第４段階
食費	入所	300円	390円	650円	1,360円	1,445円
	ショートステイ		600円	1,000円	1,300円	
居住費（特別養護老人ホーム・多床室の場合）		0円	430円	430円	430円	915円

第１段階　：生活保護非保護者・世帯全員が市町村民税非課税の老齢福祉年金受給者
第２段階　：世帯全員が市町村民税非課税かつ本人年金収入等 80 万円以下
第３段階①：世帯全員が市町村民税非課税かつ本人年金収入等 120 万円以下
第３段階②：世帯全員が市町村民税非課税かつ本人年金収入等 120 万円超
第４段階　：世帯に課税者がいる・本人が市町村民税課税

※ 収入のほか、第１段階は預貯金が 1,000 万以下、第２段階は 650 万円以下、第３段階①は 550 万円以下、第３段階②は 500 万円以下という要件もあります。

● 生計困難者等に対する利用者負担軽減事業

所得が低く生計を立てることが困難な人が介護サービスを利用する際に、サービス費や食費・居住費など利用者負担額の一部を助成する事業です。都道府県に軽減実施事業所として届け出を行った事業所のサービスを利用する場合のみ適用されます。

［対象者］

低所得で以下の要件を満たす人、または生活保護受給者

- 住民税世帯非課税
- 年間収入が基準額（150 万円）以下※
- 預貯金等が基準額（350 万円）以下※
- 日常生活に供する資産以外に活用できる資産がない
- 親族等に扶養されていない
- 介護保険料を滞納していない

※ 単身世帯の場合。世帯人数が増えると変わります

軽減割合は事業によって異なりますが、原則は利用者負担額の25%、老齢福祉年金受給者は50%です（生活保護受給者の個室 の居住費(滞在費)は全額)。軽減額の一部(原則として半額)は、届け出を行った法人が負担します。

軽減を受けるには申請が必要です。申請は市区町村の窓口で行います。

● 生活保護者に対する介護サービス費用等の支給

世帯の収入が国で定められた最低生活費に満たない場合、その差額を生活保護費として受給することができます。

収入が少ないだけでは対象とならず、預貯金の額や資産などを調査し、生活が困難であると認められた世帯のみが受給対象となります。

生活保護費には以下のような項目があります。

種類	支給内容
生活扶助	日常生活に必要な費用（食費・被服費・光熱費等）
教育扶助	義務教育に必要な学用品費
住宅扶助	アパート等の家賃
医療扶助	医療サービスの費用（医療機関へ直接支払う）
介護扶助	介護サービスの費用（介護事業者へ直接支払う）
出産扶助	出産費用
生業扶助	就労に必要な技能修得等の費用
葬祭扶助	葬祭費用

介護保険料は生活扶助から、介護サービス利用料の自己負担分は介護扶助から、施設の日常生活費は生活扶助から給付されます。ただし、デイサービスの食事代は自己負担です。

生活保護の申請は、住民票のある地域の福祉事務所で行います。申請者自身が出向くことが原則です。

収入や資産の有無、扶養義務者の有無などの調査を経て、保護の可否や保護費が決定されます。

● 境界層措置

生活保護の申請をして却下された場合や、生活保護が廃止となった場合などに行われる措置です。介護保険サービスの負担を減免すれば、生活保護の必要性がなくなる世帯が対象です。

措置内容は具体的には以下の５つです。

- 保険料の滞納があっても給付額を減額しない
- 居住費の負担限度額をより低い段階に
- 食費の負担限度額をより低い段階に
- 高額介護サービス費の上限額を月24,600円または15,000円に
- 保険料段階をより低い段階に

申請するには、介護保険窓口に福祉事務所で交付される境界層該当証明書および添付書を提出します。

Column 医療費控除

医療費控除は、介護保険サービスのうち、医療系サービス（居宅療養管理指導、訪問看護、訪問リハビリ、通所リハビリ、短期入所療養介護など）に対して支払った費用が対象となります。

医療系サービスがケアプランに位置づけられている場合、訪問介護（身体介護部分のみ）費用も医療費控除の対象となります。

おむつの購入費も対象となりますが、おむつの使用が必要であると主治医が認めた場合に限ります。

介護保険サービスのうち、どの範囲までが医療費控除として認められるかは、税務署によっても見解が異なりますので、それぞれの地域の税務署に確認しておいたほうがよいでしょう。

また確定申告に必要な領収書は、一般的にはサービス事業所から毎月送られてくるはずですので、そのつどきちんと保管しておきましょう。

毎年２月から３月にかけて、サービス事業所に１年間の領収書を要請する人がいます。本来は領収書の再発行はしないことになっているはずなので注意してください。

Column 難病の医療費助成

指定難病と認定されると、医療費の助成を受けることができます。2021（令和３年）年から338疾病が対象となっています。難病の治療に要する受診、薬、入院費などすべてが対象になりますが、それ以外の病気やけがは対象となりません。世帯の収入により、自己負担上限額（月額）は異なり、受給者証※に記載されます。

※ 受給者証は毎年７月末で切り替えとなり、更新手続きが必要です。

付録

要介護度と利用できる介護系サービス
（介護保険制度での分類）

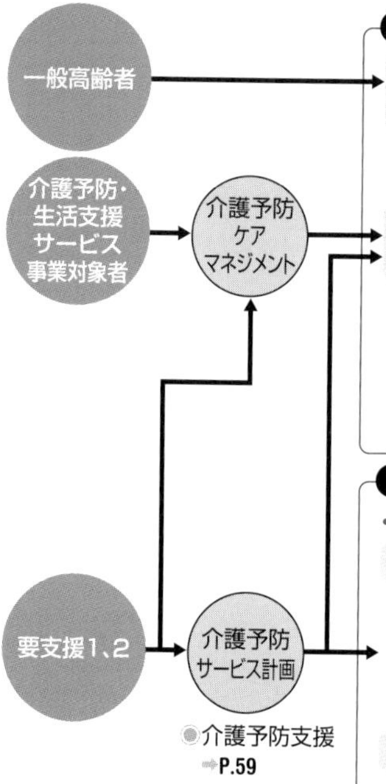

総合事業

一般介護予防事業（すべての高齢者が利用可能）

介護予防教室、
健康体操教室など

介護予防・生活支援サービス事業

訪問型サービス ➡P.168
通所型サービス ➡P.168
生活支援サービス
　市区町村ごとにサービス内容・開始時期等は異なる

予防給付

・介護予防サービス

訪問サービス

介護予防訪問入浴介護 ➡P.108
介護予防訪問看護 ➡P.102
介護予防訪問リハビリテーション ➡P.105
介護予防居宅療養管理指導 ➡P.127

通所サービス

介護予防通所リハビリテーション ➡P.136

短期入所サービス

介護予防短期入所生活介護 ➡P.139
介護予防短期入所療養介護 ➡P.144

その他

介護予防住宅改修 ➡P.123
介護予防特定施設入居者生活介護 ➡P.154
介護予防福祉用具貸与 ➡P.116
特定介護予防福祉用具販売 ➡P.121

・地域密着型介護予防サービス

介護予防小規模多機能型居宅介護 ➡P.145
介護予防認知症対応型通所介護 ➡P.134
介護予防認知症対応型共同生活介護 ➡P.160

◉居宅介護支援 ⇒P.59

要介護1～5 → 居宅サービス計画 →

介護給付

- **居宅サービス**

訪問サービス

訪問介護 ⇒P.96
訪問入浴介護 ⇒P.108
訪問看護 ⇒P.102
訪問リハビリテーション ⇒P.105
居宅療養管理指導 ⇒P.127

通所サービス

通所介護 ⇒P.130
通所リハビリテーション ⇒P.136

短期入所サービス

短期入所生活介護 ⇒P.139
短期入所療養介護 ⇒P.144

その他

住宅改修 ⇒P.123
特定施設入居者生活介護 ⇒P.154
福祉用具貸与 ⇒P.116
特定福祉用具販売 ⇒P.121

- **地域密着型サービス**

定期巡回･随時対応型訪問介護看護 ⇒P.110
夜間対応型訪問介護 ⇒P.114
認知症対応型通所介護 ⇒P.134
小規模多機能型居宅介護 ⇒P.145
認知症対応型共同生活介護 ⇒P.160
地域密着型特定施設入居者生活介護 ⇒P.156
地域密着型介護老人福祉施設入所者生活介護 ⇒P.159
看護小規模多機能型居宅介護 ⇒P.147
地域密着型通所介護 ⇒P.133
療養通所介護 ⇒P.133

要介護1～5 → 施設サービス計画 →

介護給付

- **施設サービス**

介護老人福祉施設 ⇒P.157
介護老人保健施設 ⇒P.163
介護医療院 ⇒P.165

地域区分と地域単価

◎地域区分

	1級地	2級地	3級地	4級地	5級地		6級地	
上乗せ割合	20%	16%	15%	12%	10%		6%	
地域	東京都	東京都	埼玉県	茨城県	茨城県	愛知県	宮城県	埼玉県
	特別区	調布市	さいたま市	牛久市	水戸市	みよし市	仙台市	松伏町
		町田市	千葉県	埼玉県	日立市	滋賀県	多賀城市	千葉県
		狛江市	千葉市	朝霞市	龍ケ崎市	大津市	茨城県	木更津市
		多摩市	浦安市	志木市	取手市	草津市	土浦市	野田市
		神奈川県	東京都	和光市	つくば市	栗東市	古河市	茂原市
		横浜市	八王子市	千葉県	守谷市	京都府	利根町	柏市
		川崎市	武蔵野市	船橋市	埼玉県	京都市	栃木県	流山市
		大阪府	三鷹市	成田市	川口市	長岡京市	宇都宮市	我孫子市
		大阪市	青梅市	習志野市	草加市	大阪府	野木町	鎌ケ谷市
			府中市	東京都	戸田市	堺市	群馬県	白井市
			小金井市	立川市	新座市	枚方市	高崎市	酒々井町
			小平市	昭島市	八潮市	茨木市	埼玉県	東京都
			日野市	東大和市	ふじみ野市	八尾市	川越市	武蔵村山市
			東村山市	神奈川県	千葉県	松原市	行田市	羽村市
			国分寺市	相模原市	市川市	摂津市	所沢市	瑞穂町
			国立市	横須賀市	松戸市	高石市	飯能市	奥多摩町
			清瀬市	藤沢市	佐倉市	東大阪市	加須市	檜原村
			東久留米市	逗子市	市原市	交野市	東松山市	神奈川県
			稲城市	三浦市	八千代市	兵庫県	春日部市	秦野市
			西東京市	海老名市	四街道市	尼崎市	狭山市	大磯町
			神奈川県	大阪府	袖ケ浦市	伊丹市	羽生市	二宮町
			鎌倉市	豊中市	印西市	川西市	鴻巣市	中井町
			厚木市	池田市	栄町	三田市	上尾市	清川村
			愛知県	吹田市	東京都	広島県	越谷市	岐阜県
			名古屋市	高槻市	福生市	広島市	蕨市	岐阜市
			刈谷市	寝屋川市	あきる野市	府中町	入間市	静岡県
			豊田市	箕面市	日の出町	福岡県	桶川市	静岡市
			大阪府	四條畷市	神奈川県	福岡市	久喜市	愛知県
			守口市	兵庫県	平塚市	春日市	北本市	岡崎市
			大東市	神戸市	小田原市		富士見市	一宮市
			門真市		茅ヶ崎市		三郷市	瀬戸市
			兵庫県		大和市		蓮田市	春日井市
			西宮市		伊勢原市		坂戸市	津島市
			芦屋市		座間市		幸手市	碧南市
			宝塚市		綾瀬市		鶴ヶ島市	安城市
					葉山町		吉川市	西尾市
					寒川町		白岡市	犬山市
					愛川町		伊奈町	江南市
					愛知県		三芳町	稲沢市
					知立市		宮代町	尾張旭市
					豊明市		杉戸町	岩倉市
地域数	23	7	29	24	59		137	

出典:厚生労働省「令和6年度介護報酬改定における改定事項について
令和6年度から令和8年度までの間の地区区分の適用地域」

6級地		7級地					その他
6%		3%					0%
愛知県	大阪府	北海道	埼玉県	岐阜県	愛知県	奈良県	その他の地域
日進市	羽曳野市	札幌市	越生町	各務原市	設楽町	三郷町	
愛西市	藤井寺市	茨城県	滑川町	可児市	東栄町	斑鳩町	
清須市	泉南市	結城市	川島町	静岡県	豊根村	安堵町	
北名古屋市	大阪狭山市	下妻市	吉見町	浜松市	三重県	川西町	
弥富市	阪南市	常総市	鳩山町	沼津市	名張市	三宅町	
あま市	島本町	笠間市	寄居町	三島市	いなべ市	田原本町	
長久手市	豊能町	ひたちなか市	千葉県	富士宮市	伊賀市	曽爾村	
東郷町	能勢町	那珂市	東金市	島田市	木曽岬町	明日香村	
大治町	忠岡町	筑西市	君津市	富士市	東員町	上牧町	
蟹江町	熊取町	坂東市	富津市	磐田市	菰野町	王寺町	
豊山町	田尻町	稲敷市	八街市	焼津市	朝日町	広陵町	
飛島村	岬町	つくばみらい市	富里市	掛川市	川越町	河合町	
三重県	太子町	大洗町	山武市	藤枝市	滋賀県	岡山県	
津市	河南町	阿見町	大網白里市	御殿場市	長浜市	岡山市	
四日市市	千早赤阪村	河内町	長柄町	袋井市	近江八幡市	広島県	
桑名市	兵庫県	八千代町	長南町	裾野市	野洲市	東広島市	
鈴鹿市	明石市	五霞町	神奈川県	函南町	湖南市	廿日市市	
亀山市	猪名川町	境町	南足柄市	清水町	高島市	海田町	
滋賀県	奈良県	栃木県	山北町	長泉町	東近江市	熊野町	
彦根市	奈良市	栃木市	箱根町	小山町	日野町	坂町	
守山市	大和郡山市	鹿沼市	新潟県	川根本町	竜王町	山口県	
甲賀市	生駒市	日光市	新潟市	森町	京都府	周南市	
京都府	和歌山県	小山市	富山県	愛知県	久御山町	徳島県	
宇治市	和歌山市	真岡市	富山市	豊橋市	兵庫県	徳島市	
亀岡市	橋本市	大田原市	石川県	半田市	姫路市	香川県	
城陽市	福岡県	さくら市	金沢市	豊川市	加古川市	高松市	
向日市	大野城市	下野市	内灘町	蒲郡市	三木市	福岡県	
八幡市	太宰府市	壬生町	福井県	常滑市	高砂市	北九州市	
京田辺市	福津市	群馬県	福井市	小牧市	稲美町	飯塚市	
木津川市	糸島市	前橋市	山梨県	新城市	播磨町	筑紫野市	
大山崎町	那珂川町	伊勢崎市	甲府市	東海市	奈良県	古賀市	
精華町	粕屋町	太田市	南アルプス市	大府市	大和高田市	長崎県	
大阪府		渋川市	南部町	知多市	天理市	長崎市	
岸和田市		榛東村	長野県	高浜市	橿原市		
泉大津市		吉岡町	長野市	田原市	桜井市		
貝塚市		玉村町	松本市	大口町	御所市		
泉佐野市		埼玉県	塩尻市	扶桑町	香芝市		
富田林市		熊谷市	岐阜県	阿久比町	葛城市		
河内長野市		深谷市	大垣市	東浦町	宇陀市		
和泉市		日高市	多治見市	武豊町	山添村		
柏原市		毛呂山町	美濃加茂市	幸田町	平群町		
		170					1292

サービス種類と地域ごとの単位数単価

サービス種類※	1級地	2級地	3級地	4級地	5級地	6級地	7級地	その他
・通所介護 ・短期入所療養介護 ・特定施設入居者生活介護 ・地域密着型通所介護 ・認知症対応型共同生活介護 ・介護老人福祉施設 ・介護老人保健施設 ・介護医療院 ・地域密着型特定施設入居者生活介護 ・地域密着型介護老人福祉施設入所者生活介護 ・地域密着型通所介護	10.90円	10.72円	10.68円	10.54円	10.45円	10.27円	10.14円	10円
・訪問リハビリテーション ・通所リハビリテーション ・認知症対応型通所介護 ・小規模多機能型居宅介護 ・看護小規模多機能型居宅介護 ・短期入所生活介護	11.10円	10.88円	10.83円	10.66円	10.55円	10.33円	10.17円	
・訪問介護 ・訪問入浴介護 ・訪問看護 ・居宅介護支援 ・定期巡回・随時対応型訪問介護看護 ・夜間対応型訪問介護	11.40円	11.12円	11.05円	10.84円	10.70円	10.42円	10.21円	
・居宅療養管理指導 ・福祉用具貸与	10円							

出典:厚生労働省

※ サービス種類については、介護予防サービスのある居宅サービス及び地域密着型サービスは介護予防サービスを含む。

基本チェックリストと判定

No.	質問項目	回答	
1	バスや電車で１人で外出していますか	0.はい	1.いいえ
2	日用品の買い物をしていますか	0.はい	1.いいえ
3	預貯金の出し入れをしていますか	0.はい	1.いいえ
4	友人の家を訪ねていますか	0.はい	1.いいえ
5	家族や友人の相談にのっていますか	0.はい	1.いいえ
6	階段を手すりや壁をつたわらずに昇っていますか	0.はい	1.いいえ
7	椅子に座った状態から何もつかまらずに立ち上がっていますか	0.はい	1.いいえ
8	15分間位続けて歩いていますか	0.はい	1.いいえ
9	この１年間に転んだことがありますか	1.はい	0.いいえ
10	転倒に対する不安は大きいですか	1.はい	0.いいえ
11	6か月間で2～3kg以上の体重減少はありましたか	1.はい	0.いいえ
12	身長（　　　cm）　体重（　　　kg）（＊BMI 18.5未満なら該当） ＊BMI（＝体重（kg）÷身長（m）÷身長（m））		
13	半年前に比べて堅いものが食べにくくなりましたか	1.はい	0.いいえ
14	お茶や汁物等でむせることがありますか	1.はい	0.いいえ
15	口の渇きが気になりますか	1.はい	0.いいえ
16	週に１回以上は外出していますか	0.はい	1.いいえ
17	昨年と比べて外出の回数が減っていますか	1.はい	0.いいえ
18	周りの人から「いつも同じ事を聞く」などの物忘れがあると言われますか	1.はい	0.いいえ
19	自分で電話番号を調べて、電話をかけることをしていますか	0.はい	1.いいえ
20	今日が何月何日かわからない時がありますか	1.はい	0.いいえ
21	（ここ２週間）毎日の生活に充実感がない	1.はい	0.いいえ
22	（ここ２週間）これまで楽しんでやれていたことが楽しめなくなった	1.はい	0.いいえ
23	（ここ２週間）以前は楽にできていたことが今ではおっくうに感じられる	1.はい	0.いいえ
24	（ここ２週間）自分が役に立つ人間だと思えない	1.はい	0.いいえ
25	（ここ２週間）わけもなく疲れたような感じがする	1.はい	0.いいえ

下記の基準に1つでも該当すれば、介護予防･生活支援サービス事業の対象者となります。

・1～20までで10項目以上該当	全般的な生活機能低下
・6～10までで3項目以上該当	運動機能の低下
・11～12で2項目該当	低栄養状態
・13～15で2項目以上該当	口腔機能の低下
・16～17のうち16が該当	閉じこもり
・18～20で1項目以上該当	認知機能の低下
・21～25で2項目以上該当	うつ病の可能性

索　引

英数字

あ行

か行

さ行

た行

な行

は行

著者紹介

杉山 想子（すぎやま そうこ）

日本女子大学人間社会学部社会福祉学科卒業。1995 年株式会社やさしい手入社。2002 年よりケアマネジャーとして業務につく傍ら、地域連絡会幹事として研修や講演会の企画運営に携わる。主任介護支援専門員、社会福祉士。

結城 康博（ゆうき やすひろ）

1969 年生まれ。淑徳大学社会福祉学部卒業。法政大学大学院修了（経済学修士、政治学博士）。
1994 ～ 2009 年の間、介護職、ケアマネジャー、地域包括支援センターなど介護系の仕事に従事。現在、淑徳大学総合福祉学部教授。元社会保障審議会介護保険部会委員。『在宅介護――「自分で選ぶ」視点から』（岩波新書）、他著書多数。

- カバーデザイン …………………… 内山絵美
- カバーイラスト …………………… 加藤マカロン
- 本文デザイン／レイアウト … 田中 望
- 本文イラスト …………………… 安藤しげみ

【ポケット介護《かいご》】見《み》てわかる
介護《かいご》保険《ほけん》&サービス
上手《じょうず》な使《つか》い方《かた》教《おし》えます
2024年度《ねんど》 制度《せいど》・報酬改定対応版《ほうしゅうかいていたいおうばん》

2016年　4 月25日　　初版　第 1 刷発行
2024年　3 月29日　第 4 版　第 1 刷発行
2024年　5 月24日　第 4 版　第 2 刷発行

著　者　杉山《すぎやま》想子《そうこ》、結城《ゆうき》康博《やすひろ》
発行者　片岡　巌
発行所　株式会社 技術評論社
　　　　東京都新宿区市谷左内町21-13
　　　　電話　03-3513-6150　販売促進部
　　　　　　　03-3513-6166　書籍編集部
印刷／製本　昭和情報プロセス株式会社

定価はカバーに表示してあります。

造本には細心の注意を払っておりますが、万一、乱丁（ページの乱れ）や落丁（ページの抜け）がございましたら、小社販売促進部までお送りください。送料小社負担にてお取り替えいたします。

ISBN978-4-297-14081-6　C2047

Printed in Japan

本書の内容に関するご質問はFAXまたは書面にてお送りください。弊社ホームページからメールでお問い合わせいただくこともできます。

【書面の宛先】
〒162-0846
東京都新宿区市谷左内町21-13
株式会社技術評論社　書籍編集部
『【ポケット介護】
見てわかる 介護保険&サービス』係

【FAX】03-3513-6183

【URL】https://gihyo.jp/book